Reseñas de la Guí... ...tt... Árbol
de Té Australia...

"Los remedios que tienen ace... ...ntes en nuestros días – en efecto, ... T0109016 ..." de la tierra está en "su momentc ... rá al saber que realmente ha estado presente por un largo tiempo. Fue mencionado en los periódicos europeos por el Capitán Cook a finales del siglo 19. La autora detalla cada faceta y aplicaciones de la Melaleuca alternifolia en su libro: *Guía sobre el Aceite del Árbol de Té Australiano: Su equipo de Primeros Auxilios en una botellita.* También hay una lista de recursos y una guía para el tratamiento de mascotas con este aceite".

The Herb Quarterly, Invierno 1997

"La Melaleuca alternifolia, conocida también como aceite del árbol de té, se ha convertido en un ingrediente muy popular y común de muchos cosméticos y productos de higiene personal...El aceite del árbol de té es un fungicida y antiséptico natural, una docena de veces mas fuerte que el ácido carbólico, y mucho menos irritante para la piel. Esto lo hace más útil en todo tipo de irritaciones, desde caspa hasta gingivitis, desde picadas de abejas hasta salpullidos y acné. Esta tercera edición del libro cuenta la historia del aceite del árbol de té y cómo se produce, además de ser una guía para el practicante en cómo y cuándo usarlo. También incluye un glosario, la bibliografía y una lista de recursos y proveedores."

NAPRA Review, Fiestas 1997

"En los tiempos contemporáneos sufrimos de enfermedades que son como rompecabezas. A medida que la medicina moderna es menos efectiva en el tratamiento de enfermedades virales y crónicas además de deficiencias del sistema inmunológico, volvemos la cara hacia modalidades de curación antiguas. El aceite del árbol de té está clasificado como una de esas plantas/hierbas esenciales (drogas milagrosas) que han sido conocidas por siglos, pero "olvidadas" en los años de la post-guerra.

Olsen nos entrega una historia completa y una guía – con tablas que acompañan el texto- en cómo, cuándo y dónde usar este potente aceite multipropósito. Ella se respalda en buenas fuentes y testimonios personales, e incluye también una guía práctica para su uso. Definitivamente es un libro que hay que tener en el gabinete de nuestras medicinas o en la sala de tratamientos."

Healthy Times, Enero 1998

Guia del Aceite del Árbol de Té Australiano

Su Equipo de Primeros Auxilios en una Botella

con fotografías e información
actualizada sobre los recursos

Cynthia Olsen

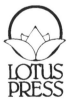

LOTUS
PRESS

Twin Lakes, WI

A Robert Cook, quien me introdujo al mundo del aceite del árbol de té. A través de nuestro trabajo en años precederos, importando e introduciendo el aceite en este país, fui guiada y motivada a convertirme en la escritora y publicista. Gracias por compartir tu visión. A Gregory Smith, el hombre de los detalles, quién afinó el manuscrito de 1997 justo antes del momento de imprimirlo. Gracias, mi amigo.

A William Branson de Australian Holdings, por su contribución de las fotografías para la edición revisada y por el material actualizado en los stándares del aceite del árbol de té.

A Australian Plantations [Plantaciones Australianas] por su contribución de las bellas fotografías para la edición revisada y por el material actualizado con respecto a los estándares del aceite del árbol de té.

A Main Camp Tea Tree Plantation en Australia, por la valiosa información y la fotografía usada en la portada de la tercera edición.

Y unas gracias muy especiales a ti, Australia, hogar del aceite del árbol de té y de los aborígenes, quienes siempre nos recuerdan honrar y respetar nuestro ambiente.

Dedicatoria

Le dedico este libro a mis hijos
Tamara, Kimberly, Courtney, Trent y Terek,
cuyo amor y amistad me han sustentado,
y a mis nietos
Kali, Zachary y Ashtyn,
quienes llevan la antorcha
de Paz y Amor del planeta.

Contenidos

Prólogo xiii

Prefacio xvii

Introducción – Aceite del Árbol de Té xxi

Capítulo Uno – Historia del Aceite del Árbol de Té Australiano 1
    El estudio de Penfold 2
    Antes de la Segunda Guerra Mundial 3
    Segunda Guerra Mundial 4

Capítulo Dos – Cultivo y Producción 5
    La composición del Aceite del Árbol de Té 5
    Plantaciones 8
    Producción 9
    Estándares del Aceite dcl Árbol de Té Australiano 10
    Especificaciones del nuevo Estándar Internacional (ISO) 11
    Certificado de Análisis 12

Capítulo Tres – Su Kit de Primeros Auxilios en una botellita 15
    Métodos y sugerencias para su uso 15
    Ojos, naríz, boca y oídos 16
    Dolores de la garganta y pecho y resfriados comunes 18
    Condiciones dermatológicas (de la píel) 19
    Heridas menores, cortaduras y abrasiones 22
    Pies y uñas 23
    Pelo y cuero cabelludo 24
    Problemas en los músculos y las articulaciones 25
    Cuidados del bebé 25
    Cuidado personal 27
    Precauciones 28
    Test de los Parches 29
    Almacenaje 29
    Guía de mezclas 29
        Concentrado de agua soluble 29
        Solución al quince por ciento 30
        Solución al veinte por ciento 30

Capítulo Cuatro – Aceite del árbol de té para animales 31
    Aceite del árbol de té para gatos y perros 33
        Problemas de la piel 33
        Piojos, sarna y tiña 34
        Pulgas y garrapatas 35
        Abcesos y heridas cortantes 35
        Linimentos y repelentes de insectos 36
        Problemas dentales 37
    Aceite del árbol de té para caballos 37

Capítulo Cinco – Testimonios 39
    Reportes de practicantes de salud australianos 39
    Testimonios personales 40

Capítulo Seis – Productos de aceite del árbol de té 47
    Verse bien y sano 47
        Cuidados de la cara de la píel 48
        Cuidados de las uñas 49
        Cuidados del cabello 50
        Tratamientos del pelo en los niños 50
        Higiene dental 51
        Aceite del árbol de té en aromaterapia 52
    Productos que contienen aceite del árbol de té 53
    El mercado 55

Capítulo Siete – Guía del profesional de la salud 57
    Estudio de casos 57
        Estudio de Pena: Infecciones por levaduras 57
        H.M. Feinblatt, 1960 58
        M. Walter: Problemas de los pies 58
        Belaiche, primer estudio: Candidiasis (Candida Albicans) .. 59
        Belaiche, Segundo estudio: Cistitis crónica 60
        Vaginosis bacteriana 60
        Estudio del acné 60
        Dr. Alvin Shemash: 1991 Estudios de problemas de piel 61
        Clínica de entrenamiento en podología: estudio geriático .. 62
        Tratamiento de hongos en las uñas 63
        Estudios en animales 64

Datos clínicos de las investigaciones 66
Reportes de toxicidad 70
Datos de seguridad 73

Apéndice A – Glosario de términos 81

Apéndice B – Información y especificaciones del árbol de té 85
Tabla de conversión de pesos y medidas 88

Bibliografía 89
Guía de recursos 95
Acerca del autor 105
Índice 107

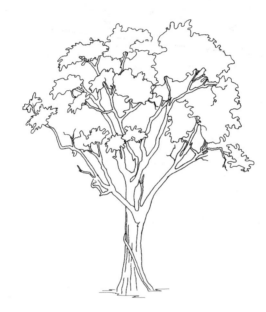

Prólogo

La demanda de medicinas naturales está en incremento a una velocidad sin precedentes. La gente de los Estados Unidos está buscando cada vez más entre las hierbas y los productos naturales relacionados que les den un mejor y más seguro método de realzar y mantener la salud a costos menores.

Las hierbas son hoy en día un gran negocio y de no ser conocidas, ahora son muy populares. Ya no solo se consiguen en las tiendas locales especializadas en productos naturales, sino también a través de distribuidores independientes de niveles múltiples. Las encuestas indican que la venta de hierbas y suplementos dietéticos forma parte de las áreas de mayor crecimiento en las farmacias, supermercados y mercados de las masas. Un sondeo publicado a principios de Marzo de 1997 en la revista *Prevention* (Prevención) y las noticias en NBC indicó que casi un tercio de la población de adultos americanos usan actualmente algún tipo de medicina natural, y determinó además que estas personas gastan un promedio de $54 por persona en productos de hierbas en el año anterior. Esto se añade a la sorprendente cantidad de $3.24 billones en total que se estiman en ventas al detal de hierbas – la mayor cantidad en este mercado estimada en los Estados Unidos hasta la presente fecha.

La evidencia de este boom está en todas partes. Por ejemplo, una edición reciente de la Dateline NBC tuvo un segmento positivo dedicado a los beneficios cardiovasculares por el uso del ajo, mientras que la revista Newsweek publicó un articulo de dos páginas con bien documentados beneficios producidos por las hierbas St. John´s *(Hypericum perforatum)* en el tratamiento de los casos de depresiones leves a moderadas. El "gancho" de atracción para consumidores potenciales escrito en la parte superior de la portada de la revista dice "El Prozac Natural,¿realmente funciona?

La demanda de medicinas naturales por parte de los consumidores ha forzado a los profesionales convencionales de la salud a cambiar sus creencias y estudiar sobre los posibles beneficios de este tipo de práctica. Muchos médicos y farmaceutas están asistiendo a talleres o tomando clases desde la casa en tópicos como hierbas y fitomedicina para estar al día con sus pacientes y clientes. La Universidad de Harvard ha ofrecido tres conferencias muy importantes en "medicina alternativa", donde se ha hecho énfasis en el uso de terapias de hierbas. La Universidad de Columbia también organizó su primer curso de educación contínua para médicos de una semana de duración enfocada principalmente en el uso de hierbas. Otras escuelas también están organizando y desarrollando cursos sobre hierbas para farmacólogos, enfermedas y personal dedicado a la dietética.

En años recientes mientras el Mercado de hierbas se expande, los mensajes en los medios de comunicación hablan, no sólo del aumento en el consumo de hierbas por parte del público, sino también sobre las preocupaciones de oficiales dedicados a la salud en cuanto a la seguridad de su uso. Sin embargo, esta nueva publicidad trae consigo un punto importante: existen evidencias científicas y médicas que confirman el uso tradicional de este tipo de medicina natural. Este nuevo mensaje comienza a calar entre las mentes del público que piensan que "las hierbas realmente funcionan y que hay evidencias científicas que así lo confirman. "

En general, la gente usa las hierbas en tres formas diferentes: La primera es el uso de productos de hierbas y plantas medicinales como substitutos de los productos comerciales aprobados por el gobierno y que se compran sin prescripción médica para el tratamiento de condiciones menores o enfermedades. Estas condiciones normalmente se refieren a aquellas que pueden ser auto-diagnosticadas y tratadas fácilmente y que están limitadas, como gripes, resfriados o dolores musculares. Los clientes compran directamente sus medicamentos sin necesidad de una prescripción formal.

Los consumidores también compran hierbas y productos relacionados para mantener su salud y su bienestar y para incrementar su desarrollo y las funciones del sistema inmunológico. La popularidad de hierbas tónicas como el ginseng (jengibre) asiático *(Panax ginseng)* confirman estas tendencias.

Y finalmente, los consumidores usan hierbas como medicina preventive. La creencia es que el uso de hierbas y otros productos dietéticos naturales ayudarán a prevenir algunas enfermedades degenerativas en plazos largos. Un ejemplo bien claro de esto es el uso de suplementos que contienen ajo *(Allium sativum)*, que es la hierba más popular en la actualidad en los mercados masivos y existe probada evidencia científica de sus beneficios para el sistema cardiovascular.

Es en este contexto que este libro contribuye en forma importante en transmitir información valiosa sobre el uso de hierbas y plantas medicinales. El aceite del árbol de té *(Melaleuca alternifolia)* es hoy en día un ingrediente muy usado y popular en productos de uso personal y para la casa. Por ser tan versátil y debido también a su actividad germicida tan fuerte y a la poca irritación que produce en la piel, se considera a este aceite como una sustancia realmente única. Los estudios científicos y su amplio uso en Australia y ahora en los Estados Unidos respalda la eficacia de la Melaleuca alternifolia en el tratamiento de infecciones bacterianas y fúngicas. Al mismo tiempo, la seguridad de su uso es documentada por investigaciones científicas y por la falta de reportes de reacciones adversas de estos productos.

Este es un libro muy importante. Presenta la información sobre el aceite del árbol de té en forma concisa y responsable. No existe duda de su uso creciente en miles, posiblemente millones de consumidores que, conscientes de su salud buscan información autorizada sobre la gran cantidad de aplicaciones y usos de esta sustancia tan valiosa.

Mark Blumenthal
Fundador y Director Ejecutivo, American Botanical Council
Editor, *HerbalGram*
Austin, Texas
1^0 de Mayo, 1997

Prefacio

La vida me sorprende y me asombra constantemente.

En 1986 vivía en Santa Bárbara, California, y desde allí importaba productos con aceite del árbol de té a los Estados Unidos. Un día mi espíritu tocó mi hombro y me anunció: "Tu vas a escribir un libro para poder educar a la gente sobre el Aceite del Árbol de Té Australiano". He hecho muchas cosas en mi vida, pero el escribir un libro estaba fuera de mis consideraciones y habilidades. Mi espíritu persistió, y entonces dije: "Está bien. Escribiré el libro, pero me llevará mucho tiempo porque tengo otros compromisos que debo atender". A partir de entonces, en las noches, cuando el teléfono dejaba se sonar y me quedaba sola, bajaba a mi pequeño estudio cerca del arroyuelo y me ponía a escribir con mi arcaica máquina de escribir.

Mi casero en ese entonces era un director de televisión que estaría fuera en una misión de trabajo por dos años. El vino a visitarme un día y compartí con él el hecho de que el único sitio donde me sentía cómoda e inspirada para escribir era en el pequeño estudio. El contestó: "Ese es el lugar desde donde mi padre también escribía". Su padre era Jack Dewitt, periodista y autor del libro Un Hombre Llmado Caballo.

* * * *

Para el momento de comenzar a escribir, había acumulado una gran cantidad de información sobre el aceite del árbol de té. Ahora me tocaba clasificarlo y decidir por dónde empezar. Mi espíritu me guió por casi un año. Como para ese entonces no tenía computadora, un estudiante de la Universidad de California – Santa Bárbara transcribió mis notas. Fue un proceso largo y laborioso, pero algo en mí continuaba diciéndome que era algo muy importante. Es parte de mi contribución a la sociedad.

El primer libro, *Australian Tea Tree Oil [Aceite del Árbol de Té Australiano]*, resultó ser bastante simple, con 42 páginas y algunas fotos. Sólo se imprimieron unos cientos de ellos porque pensé que no se vendería y no quería que se perdieran y me recordaran de mi corta carrera como escritora.

Una preciosa mañana mientras estaba sentada en mi estudio de California, decidí llamar a una compañía distribuidora en Colorado. Les pregunté si estarían interesados en ver una copia de mi libro. Me quedé sorprendida cuando el vendedor me dijo: "¡Claro! Estamos interesados. Envíenos 500 libros". Todavía estaba en shock cuando colgué y en ese momento me di cuenta que ese era un servicio que yo estaba ofreciendo y sentí que mi espíritu seguía protegiéndome en ese proceso. Con mi fe en alto, y con la creencia que mi libro se vendería, ordené entonces imprimir rápidamente 3000 copias. ¡Y se vendieron! Después de siete años y dos libros más publicados, se siguen vendiendo. Para la fecha se han vendido más de 500.000 copias y se ha traducido a cinco idiomas, lo que me confirma que mi espíritu me guiaba en la dirección correcta.

* * * *

Ni primer contacto con el aceite del árbol de té ocurrió en 1985, en una cita a ciegas orquestada por mi hija menor y su mejor amigo. La persona escogida para mí era nada menos que su padre. Recuerdo a mi hija diciéndome que este hombre era muy especial y muy parecido a mí en muchos aspectos – estaba orientado hacia medicina holística, meditación y comida orgánica. Me presenté en su casa con un bouquet de flores en una mano y una botella de vino en la otra. Cuando él abrió la puerta me miró muy sorprendido. Más tarde compartiría conmigo su comentario: nunca antes había recibido flores de una mujer, y le resultó muy agradable. Su pasión era trabajar con plantas y flores y era propietario de un gran vivero.

Me llevó a su jardín orgánico de vegetales y allí pisé un hormiguero. Inmediatamente me aplicó aceite del árbol de té en las picadas. Yo nunca había oído sobre este producto de olor peculiar. Han pasado más de doce años y no pasa un día sin que tenga que usar el aceite de alguna forma, a lo mejor cepillándome los dientes o aplicándomelo en la piel. Mi cita a ciegas fue mi pareja de vida y de trabajo hasta 1990.

* * * *

Estoy eternamente agradecida por mi jornada, a pesar de que no ha sido sobre colchones de rosas. Mis padres murieron a dos meses de cada uno cuando yo tenía 25 años. Sobreviví dos matrimonios y divorcios, y eduqué a cinco hijos. Un día me di cuenta que nos habíamos mudado y vivido en 14 estados. Hubo veces en que dudé de mi misma y caí en depresiones muy profundas, sintiendo que mi piel se había dado vuelta, y no tenía la menor idea sobre los próximos pasos que tendría que dar. Cuando nos mudamos para Colorado me di cuenta que me había llegado el tiempo de rendirme y dejar pasar los conocimientos preconcebidos que creía me habían ayudado hasta ese momento (muchos de ellos peleados intensamente por tener la sangre monstruosa de una ariana. Finalmente un día bajé la cabeza, lloré, levanté mis brazos al cielo y grité: "Está bien, Dios. Me riendo ante Ti. Ayúdame!"

Desde entonces, mis días han sido hermosos. Pedí ser guiada en quien era y en el camino que debía seguir, y descansé. Vivo la gran aventura y estoy muy agradecida por las experiencias que todas las personas y todas las cosas que he encontrado en mi ruta. De nuevo, mi espíritu ha tocado mi hombro. Esta vez me dijo: "Te llegó el momento de escribir la actualización del libro del aceite del árbol de té".

Mi propósito al escribir esta guía hace seis años era el de compartir la fabulosa historia sobre el Aceite del Árbol de Te con la gente que está en la búsqueda de medicinas alternativas, y no ha cambiado. Si nada más, la medicina natural se está convirtiendo cada vez en más importante. La generación de los "baby boomers[1]" constituyen hoy en día un gran porcentaje de los consumidores de la industria de productos naturales. La venta de hierbas en las tiendas de alimentos naturales y cadenas de tiendas en este país se ha incrementado en un 20% entre los años 1994 y 1996.

¿Cómo entra el aceite del árbol de té en esta historia? Los

virus transmitidos por el aire, así como las deficiencias inmunológicas se han vuelto comunes en nuestra sociedad, y la medicina tradicional alopática no parece poder estar en control de estos procesos crónicos y curarlos por ella misma. Las hierbas y los aceites podrían ser la solución del futuro.

Cynthia Olsen
Mayo, 1997

---

[1] Baby Boomers: Generación de estadounidenses nacidos entre los años 1946 y 1964.

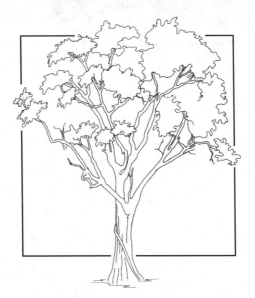

Introducción

Aceite del Árbol de Té

Hace aproximadamente unos sesenta millones de años, mientras los continentes de la tierra se movían y cambiaban continuamente de forma, una gran masa que medía más de tres millones de millas cuadradas (unos siete millones de kilómetros cuadrados) se separaba gradualmente de Asia para formar la isla más grande del mundo – Australia.

"El país con suerte", "El continente silencioso", "La tierra de tierras", "La Nueva Australia" y "La nueva Holanda" fueron sólo algunos de los nombres que los exploradores holandeses le dieron para describir estas tierras. Australia también fue conocida como "cabeza-abajo", porque, al contrario de los Estados Unidos o Europa, la parte sur de Australia mira hacia la Antártica y es relativamente fría. Contrastando con ello, la región nórdica está mas cerca del ecuador, caliente y tropical, con una gran diversidad de vida que va desde las zonas montañosas hasta los llanos, vastos desiertos rodeando lagos tranquilos, exuberantes selvas lluviosas y la Gran Barrera de Coral.

Entre los árboles poco corrientes y raros que crecen en la costa este de Australia, especialmente en las zonas pantanosas bajas de New South Wales hay uno de suma importancia por sus sorprendentes propiedades curativas y terapéuticas: es la *Melaleuca alterniflora* o Árbol de Té.

El folklore que rodea a los aborígenes de Australia está lleno del misticismo del uso de los regalos de la naturaleza como medicinas. La historia llega hasta los aborígenes Bundjalung, quienes vivían en zonas boscosas y recogían hojas de los árboles de té que estaban cubiertas por un aceite prodigioso. Se frotaban las hojas en la piel para aliviar las picaduras, cortaduras, quemaduras y otros problemas. También molían las hojas formando una pasta fina para cubrir las heridas, y las machucaban para usarlo como repelente de insectos. Además se sentaban y sumergían en lagos y piscinas de agua color bronce que curaban sus heridas y sus cuerpos infectados. Estas piscinas naturales estaban rodeadas de árboles de té y su color bronce se debía al aceite de caía de las hojas de los árboles en el agua.

> "Yo pienso que el aceite del árbol de té es un recurso natural muy importante para Australia. Australia tiene un gran tesoro en él, particularmente en este siglo en que vivimos, donde hay tantas enfermedades infecciosas y contaminación".
>
> — *Dr. Paul Belaiche*
> *Jefe del Departamento de Fitoterapia*
> *Facultad de Medicina*
> *Universidad de París, París, Francia*

Fuera de Australia, el aceite del árbol de té se conoce por más de 100 años especialmente por sus propiedades antisépticas tan poderosas. En los últimos años se han incrementado los usos de este aceite y se ha estudiado su efecto para el tratamiento del acné, quemaduras, levaduras, candida e infecciones por hongos. (Estos estudios pueden leerse en el capítulo siete de este llibro.)

Existen varios grados de pureza del aceite del árbol de té: el grado farmacéutico (sólo para uso humano y animal) contiene, por lo menos un 35% de terminen-4-ol y menos de 5% de cineole; el grado estándar que contiene entre 30-35% de terminen-4-ol y hasta un 8% de cineole; y el grado industrial para su uso comercial. Tanto los grados estándar y los grados industriales son usados principalmente como desinfectantes, contra el moho y los hongos, y como detergente de los pisos y sistemas de ventilación y aire acondicionado.

El aceite del árbol de té es un recurso natural renovable, no es corrosivo, no mancha, es económico, fácil de usar y puede ser agregado a una gran cantidad de productos. Cuando se disuelve en agua mantiene sus propiedades. Este aceite es usado en la actualidad en productos del cuidado de la piel y el cuerpo que se venden en tiendas por departamentos y farmacias en todos los Estados Unidos. Más información relacionada con estos usos aparece en el Capítulo Seis, "Productos del Aceite del Árbol de Té".

* * * *

El aceite del árbol de té sobresale entre los remedios de hierbas naturales y han probado ser a través del tiempo el verdadero *kit de primeros auxilios en una botella.*

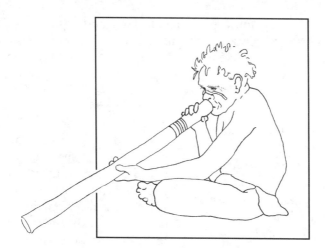

Capítulo Uno

Historia del Aceite del Árbol de Té Australiano

En el año 1770 el capitán James Cook, quien en ese entonces era teniente de la Real Naval Británica desembarcó del H.M.S. *Endeavour* en Botany Bay (Bahía Botany), Australia - muy cerca de donde hoy está Sydney. El capitán Cook íba acompañado de Joseph Banks, un joven botánico, (que luego fue conocido como Sir Joseph - presidente de la Real Sociedad por 40 años). Banks era un rico propietario de tierras, viajaba con cuatro sirvientes y dos perros de gran tamaño y pagó los gastos de todos los científicos a bordo del *Endeavour*. La presencia de este personaje realzó el alcance científico del viaje, haciendo posible futuras expediciones científicas - incluso hasta quizás la expedición de Darwin a bordo del barco *Beagle*, sesenta años mas tarde.

El equipo de Cook hizo contacto con unos indígenas llamados "pobres gentes de la Edad de Piedra", y a quienes describieron como tímidos pero valientes, adeptos a lanzar jabalinas a distancias de 40 - 50 pies (unos 12 a 15 metros). Cook apuntó: "...los aborígenes se mantuvieron alejados, excepto para ir a pescar en sus canoas primitivas, la peor cosa que yo pude ver", y comentó sobre ellos:

1

"En realidad ellos son mucho más felices [sic] que nosotros los europeos... ellos viven en una tranquilidad que no es perturbada por las diferencias de condición; la tierra y el mar les provee todo lo que necesitan de por vida..."

Desde Botany Bay (Bahía Botany) el grupo continuó su viaje hacia el norte, a través de la región costera de New South Wales, donde observaron bosques de árboles gruesos, con hojas aromáticas y pegajosas, que después de hervidas producían un té picante. Joseph Banks recogió muestras de esas hojas y se las llevó de vuelta a Inglaterra para estudiarlas mejor. Estos primeros exploradores nunca pudieron imaginarse que 150 años después, la *Melaleuca alterniifolia* ó Árbol de Té sería usado como agente medicinal para cortadas, quemaduras, picadas y problemas de la piel.

> *"...Nosotros al principio hacíamos algo como <cerveza> al cocinar las hojas acicaladas, pero encontramos que de esta forma la cerveza producida era muy astringente. Posteriormente las mezclamos con cantidades iguales de la planta de té y encontramos que se disminuía la astringencia de la primera, y esa nueva cerveza era de sabor más agradable y estimada por todos los que estaban a bordo."*
>
> — Cuentas del Segundo viaje del Capitán Cook, "Un viaje con miras al Polo Sur", National Geographic (Vol. 1, p. 99, 1977)

El estudio de Penfold

En 1923, el Dr. A.R. Penfold, encargado y químico del Museo Gubernamental de Tecnología y Ciencias Aplicadas de Sidney dirigió los estudios de las hojas del "árbol de té." El Dr. Penfold descubrió que sus aceites esenciales eran treinta veces más poderosos como antiséptico bactericida que hasta el entonces conocido ácido carbólico considerado como Standard universal alrededor de los años 1900. En 1925 el Dr. Penfold anunció sus descubrimientos ante la Real Sociedad de New South Wales e Inglaterra e hizo notar que "La *Melaleuca alternifolia* es bastante común y se encuentra en grandes cantidades en la zona costera norte del Distrito de New South Wales. Produce 1.8% de un aceite de tintura color limón pálido, con un olor terpénico mirístico. Este es preparado en escala comercial y es recomendado particularmente como un antiséptico no venenoso y no irritante de poder inusual, siendo su coeficiente Rideal-Walker de 11. El aceite contiene entre 50 y 60% de terpenos (pinenos, terpinenos y cymene), entre un 6 a 8% de cineol (lo que le dá un olor alcanforado) y alcohol terpineol, que da un grato olor de nuez moscada, además de pequeñas cantidades de sesquiterpenos y sus alcoholes correspondientes. El valor de las propiedades antisépticas de este aceite y su sabor picante podría ser aprovechado en el caso de las pastas dentales y enjuagues bucales."

En los años 1930 el aceite del árbol de té fue usado como antiséptico en los vendajes de heridas y también como higiene bucal. Se encontró también que en forma de jabón era hasta 60 veces más efectivo que otros desinfectantes al atacar al bacilo tifoideo.

Antes de la Segunda Guerra Mundial

Las investigaciones continuaban y para el año 1930 los editores del *Medical Journal of Australia* reportaron que al aplicar el aceite del árbol de té en infecciones llenas de pus, éste se disolvía y dejaba la superficie de las heridas limpia y sin irritación aparente de los tejidos. El artículo también decía que la aplicación del aceite del árbol de té en uñas infectadas encajadas erradicaba el daño en aproximadamente una semana. También notó que unas gotas del aceite en un vaso con agua tibia como gargarismo ayudaba a calmar los dolores de garganta. Publicaciones como el *Australian Journal of Pharmacy*, el *Journal of the Nacional Medical Association* (U.S.A.) y *el British Medical Journal* indicaron que este aceite era un desinfectante poderoso, que no es tóxico y no irritante, y que había sido usado con bastante éxito en el tratamiento de una amplia gamma de condiciones sépticas.

Las investigaciones habían demostrado que el aceite del árbol de té había sido administrado con éxito alrededor del mundo en el tratamiento de problemas de la garganta y de la boca, en problemas ginecológicos y en tratamientos dentales de piorrea y gingivitis. También habían tenido efectos extraordinarios en el tratamiento de una gran variedad de hongos, incluyendo candida, tiña y perionychia.

Incluso antes de la Segunda Guerra Mundial los científicos comentaban sobre las características de este aceite único. En 1936, el *Medical Journal of Australia* reportó el tratamiento exitoso de una gangrena de origen diabético con el aceite del árbol de té. También en el año 1936, en la revista llamada *Poultry (Avicultura)* se indicó que el aceite del árbol de té (conocido para ese momento como el Ti-Trol) prevenía el canibalismo en las aves de corral. Cuando se aplicaba el Ti-Trol a los pollos, se cree que el olor del aceite los mantenía separados. De esa manera se evitaba que se picotearan. En 1937 fue notado que ante la presencia de pus y otras materias, las propiedades antisépticas del aceite de incrementaban entre un 10 y un 12%.

Segunda Guerra Mundial

Durante la Segunda Guerra Mundial el aceite del árbol de té fue considerado como un producto de primera necesidad, hasta el punto de que los cortadores y productores de este aceite fueron eximidos del servicio militar hasta que las reservas del aceite fuesen suficientes para cubrir los equipos de primeros auxilios de la Armada y la Naval de las regiones tropicales .

Grandes cantidades del aceite de Melaleuca alterniflora fueron mezclados con otros aceites con el objeto de destruir a las bacterias y reducir las infecciones en lesiones de la piel causadas por abrasiones en las manos de los trabajadores que torneaban y moldeaban metales. Eventualmente la demanda excedió la oferta y esto conllevó al desarrollo de otras alternativas sintéticas.

Por esos tiempos, las drogas sintéticas comenzaban a ganar popularidad como las drogas milagrosas, y el aceite del árbol de té fue desplazado al olvido. La llegada de los años 60 y los "poderes de las flores" trajo un nuevo despertar y una nueva toma de conciencia especialmente en todo el Oeste. Las sustancias tóxicas y la medicina sintética comenzó a perder poder y la nueva generación se tornó a favor de la medicina natural, y para los años 70, el aceite del árbol de té fue redescubierto.

"Apenas hemos tocado el mercado local, sin mencionar el mercado mundial. Sólo consideremos que si cada soldado chino llevara 25 ml (menos de una onza) del aceite del árbol de té en su botiquín de primeros auxilios, ¡qué cantidades se necesitarían"!

— Brian Fletcher
ABC Radio Australia, 1986

En los años 80, un optometrista llamado Brian Fletcher estuvo trabajando en la clonación de las mejores características del árbol de Melaleuca alternifolia. Fletcher murió en un accidente en 1990. Sin embargo, la Universidad de Nueva Inglaterra ha otorgado una subvención para implementar el proyecto de clonación.

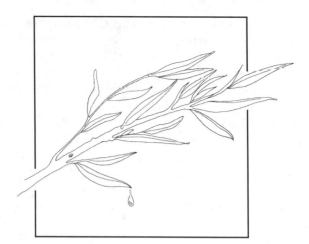

Capítulo Dos

Cultivo y Producción

La composición del Aceite del Árbol de Té

La Melaleuca alterniflora es un árbol de hojas estrechas, de corteza "de papel", y de una altura de seis metros. Su aceite está formado por más de 100 componentes, de los cuales todavía alrededor de 21 de ellos no han sido identificados.[1] Algunos de estos compuestos, como el *viridfloreno,* nunca han sido encontrados en la naturaleza, por lo que sus nombres han tenido que crearse. Todos los componentes trabajan sinérgicamente para producir las propiedades antisépticas y fungicidas de este aceite tan esencial. El color puede variar desde casi transparente hasta un amarillo pálido. El aroma es fuerte y parecido al olor del eucalipto. El aceite proveniente de los árboles encontrados en su hábitat natural tiene un aroma más fuerte que aquel producido en las plantaciones. Si el olor es muy penetrante, esto puede indicar que el aceite es de un grado inferior.

Dos de los compuestos químicos que se chequean con frecuencia, de un lote a otro, son el cineole y el terpinen -4-ol. Estos dos ingredientes deben satisfacer ciertos porcentajes de acuerdo a los estándares de Australia. (Encontrará la referencia de los estándares al final de este capítulo.) Si el cineole está por encima de 15% se vuelve cáustico para la piel. El cineole debe estar en los rangos de 5% o inferiores, mientras que el terpinen-4-ol deben ser superiores al 30%; de hecho, entre mayor sea la concentración de este compuesto, mejores las propiedades cicatrizantes y antisépticas del aceite.

A pesar de que los árboles de té han sido estudiados desde el año 1923, todavía queda mucho por investigar acerca de ellos. Por ejemplo, los árboles crecen en una región de New South Wales, sin embargo, la composición de sus aceites puede variar de un lote a otro y de árbol a otro. Incluso los métodos de la destilación del aceite a vapor que se obtiene al destilar el aceite pueden afectar y hasta cambiar la consistencia de algunos de los componentes.

Los árboles de té no han sido siempre considerados como una maravilla de la naturaleza, de hecho, por muchos años fueron considerados como una molestia para los agricultores quienes incluso intentaron limpiar sus tierras de estos árboles para así poder criar ganado, cultivar caña de azúcar y tabaco. Pero los árboles de té son perseverantes y tienen raíces fuertes y profundas. Arrancar los árboles no era tarea fácil, y si algunas raíces quedaban intactas, un nuevo árbol emergía rápidamente.

El aceite del arbusto

El habitat natural del Melaleuca alterniflora es un terreno pantanoso. Se encuentra principalmente en las tierras bajas alrededor de los ríos Clarence y Richmond, donde crecen y se desarrollan con éxito. Existen más de 300 variedades de Melaleuca, pero sólo una, la Melaleuca alterniflora contiene grandes cantidades de antisépticos y fungicidas.

En la actualidad, el único lugar donde la Melaleuca alterniflora crece en forma natural es en la región noreste de New South Wales. La consistencia del aceite varía de un árbol a otro. Sin embargo, los árboles que crecen en las áreas cercanas a los ríos Clarence y Richmond parecen contener niveles más altos de terpinen -4-ol y más bajos de cineole, lo que produce la combinación ideal para propósitos cicatrizantes.

y procesamiento del "arbusto de aceite" comenzó en los años 1920. Por muchos años fueron pocos los productores que se aventuraron en esa área, cortando las hojas y cultivando las ramas de los árboles. La Melaleuca alterniflora también crece muy bien en zonas pantanosas, pero la recolección de las hojas en esas zonas es extremadamente laboriosa. En los primeros años de producción del aceite del "arbusto", los cortadores de las hojas se enfrentaron con enjambres de avispas y cientos de culebras que cazaban sapos en los alrededores de los pantanos. Un destilador presentó quemaduras graves en sus brazos, piernas, espalda y nalgas cuando su destiladora explotó. Pasó tres semanas en un hospital y salió de allí con pocas o casi ninguna cicatriz diciendo que si bien se había quemado con el vapor del aceite del árbol de té, fue ese mismo vapor lo que lo curó.

Los cortadores usaban machetes livianos con buen filo para cortar los retoños de los troncos antes de raspar cada rama con un cuchillo de caña. Lo denso de los arbustos impedía el éxito de los intentos por mecanizar el cultivo de estas plantas. Hasta los vehículos de tracción de las cuatro ruedas quedaban atrapados en el lodo.

A pesar de todos estos obstáculos, los cortadores expertos trabajan bastante rápido y siempre usan la simple técnica de colocar las ramas boca abajo con una mano mientras cortan con la otra. Este método de cosecha evita daños a los árboles y al ecosistema que los rodea. De hecho, el crecimiento de los árboles parece ser estimulado debido a que son periódicamente cosechados. Algunos de los árboles que están a lo largo del riachuelo Bungawalbyn han sido cultivados por más de 60 años y todavía están saludables y fuertes. Los cortadores experimentados pueden recoger toneladas de hojas por día obteniendo hasta 10 litros de aceite.

"Uno tiene que ser fuerte para hacer este trabajo. A veces uno se encuentra en el agua y pasa trabajo tratando de caminar a través de ella, y cae en algún hueco donde el agua le llega hasta la cintura. No se puede trabajar sin botas, puede pisar alguna culebra. También me ha pasado. Otra cosa que debe aguantarse es el humo cuando se están quemando las hojas. Queda entonces un montón de cenizas que son buen fertilizante, pero que tienen un olor muy penetrante no muy agradable. Si las hojas han estado un poco mojadas se producirá una nube de humo bastante densa. La gente siempre sabe donde uno se encuentra."

— Artie Ford[2]

Una vez que las plantas han sido podadas, las hojas son llevadas a una unidad de destilación a vapor, llamada también "destiladora de los arbustos." Las hojas cosechadas y recogidas son colocadas en bandejas dentro de la máquina de vapor. El destilado es calentado usando madera. Una vez que el agua hierve a cierta temperatura, el vapor pasa a través de las hojas y los capilares se rompen, liberando así el aceite esencial que después pasa a tanques colectores. El aceite flota en la superficie de donde es filtrado y envasado para ser enviado al mercado.

Los métodos modernos de destilación, usados hoy en día en muchas plantaciones, generan el vapor en una caldera separada contrario al método de los arbustos, donde las hojas descansan encima del agua hirviendo. Luego el vapor de la caldera es inyectado en la olla de destilación. Este método sólo toma entre dos a tres horas para que pase el vapor a través de las hojas, produciendo el aceite, condensándolo y separándolo. Las hojas que se descartan son de nuevo usadas como fertilizantes en los campos.

* * * *

¿Esto quiere decir que "los días de cosecha y procesamiento de los arbustos" se han acabado en New South Wales? ¿Es que las plantaciones han reemplazado los buenos métodos antiguos por las destilaciones modernas? La destilación de los arbustos de té aún se mantiene pero está bajo la mira de los ambientalistas, particularmente cuando ocurre en los bosques. Las plantaciones y la producción han crecido mucho en los últimos años. ¡Hasta Cocodrilo Dundee está en el negocio de los árboles de té.

Plantaciones

En el pasado la mayor parte de la producción del aceite del árbol de té se derivaba de las plantaciones naturales del árbol. Además de ser un trabajo muy intensivo debido a lo inaccesible de los árboles, la producción se veía limitada por las condiciones climáticas adversas que afectaban las operaciones.

Con el creciente interés en el aceite del árbol de té, los cultivadores y productores han comenzado a planificar con tiempo para poder suplir la demanda mundial del producto. Así las plantaciones comerciales del árbol de té comenzaron a aparecer a mediados de los años ochenta y se han ido multiplicando en los alrededores de New South Wales. Las plantaciones cuentan ahora con la producción masiva del aceite del árbol de té. A pesar de que los costos operacionales son altos, el sistema agrícola es lo suficientemente eficiente para mantener los costos de producción bajos. Para incrementar la producción, las plantaciones han establecido sistemas de nutrición que incluyen el uso de fertilizantes y el control de las malezas, los insectos y las enfermedades. Siempre es bueno preguntar si el aceite ha sido producido en granjas orgánicas. La plantación mas grande del árbol de aceite de té se encuentra en New South Wales, Main Camp (en el valle Bungawalbyn), que es una granja orgánica y produce aproximadamente la mitad de la producción del aceite de té del mundo.

Debido a que las semillas del árbol de aceite de té son sumamente pequeñas es más económico sembrarlas en bandejas. (semilleros). Las semillas transplantadas pueden llegar a producir entre treinta a cuarenta mil plantas por hectárea (aproximadamente $2\frac{1}{2}$ acres), con producciones de entre 150 a 200 Kg. por hectárea y las tierras arenosas y livianas parecen ser las más apropiadas para el cultivo de los árboles de té. También es importante plantarlas en valles con una buena irrigación. Los vientos tienden a secar las ramas por lo que se recomienda protegerlas de ellos para reducir los daños. Los árboles de té necesitan humedad y las plantaciones requieren tener un buen sistema de riego. Estos árboles parecen tolerar cierto nivel de inundaciones, sin embargo el estar sumergidas totalmente por más de una semana puede matarlas.

En la primavera producen una floración blanca. Si son cultivados después de la floración las plantas serán más productivas y la calidad de su aceite, mejor. El verano es la mejor estación para la producción del aceite. En Australia es desde Diciembre a Mayo. Los árboles crecen rápidamente durante los meses del verano, pero su crecimiento se reduce durante el invierno.

Producción

En los años 1980 la producción anual de aceite del árbol de té había alcanzado entre 15 y 20 toneladas. Con el incremento de las plantaciones también la producción ha aumentado hasta alcanzar las 300 toneladas anuales. Ese número puede fácilmente seguir en aumento y se calcula que alcanzará hasta las 700 toneladas en los próximos años. Algo así como entre 60 y 100 toneladas de aceite se importan actualmente en Norte América, incluyendo aceite a granel y aceite vendido a compañías que lo adicionan a su línea de productos. El Departamento de Comercio de los Estados Unidos no cobra impuestos por las importaciones del aceite del árbol de té, pero podría hacerlo si las importaciones alcanzacen más de los 10 millones de dólares.

Existen aproximadamente unas 50 compañías que actualmente incluyen el aceite del árbol de té en su línea de productos. La mayoría del aceite, sin embargo, es comprado por algunas compañías grandes que las incluyen en sus productos y lo revenden a otras compañías. También se observa un aumento en el interés de Europa, China e India para comprar el aceite a granel.

En los Estados Unidos, las compañías grandes están haciendo un gran negocio. Por ejemplo, una en particular produce más de sesenta productos manufacturados con el aceite del árbol de té, y tuvo unas ganancias de cien millones de dólares en el año 1995. Dado el aumento en el interés en la industria del aceite del árbol de té, hay indicadores fuertes que señalan que podría tratarse de una industria cuyo valor se estima entre 20 y 25 millones de dólares en los próximos diez años. sta cantidad refleja los productos que contienen el aceite del árbol de té (aproximadamente un 30% de la producción total) y no en las ventas del aceite a granel. El precio del aceite a granel podría también fluctuar debido a los cambios en la oferta y la demanda del producto. Actualmente se vende por un precio alrededor de 45-50 dólares por kilo ($20-22 por libra.) El aceite proveniente de granjas orgánicas podría ser 4 ó 5 dólares más costoso por libra.

Estándares del Aceite del Árbol de Té Australiano

Tres estándares han sido establecidos para este aceite: el primero, AS 175 – 1967 fue específicamente establecido para la Melaleuca alterniflora y fue claramente designado como el aceite a usarse con fines terapéuticos.

En los años ochenta se formó la Asociación de la Industria del Árbol de Té Australiano (ATTIA) constituída por productores, vendedores y exportadores con el propósito de establecer guías para la industria. Estas guías incluyeron que debían satisfacerse porcentajes mínimos de terpinen-4-ol y porcentajes máximos de cineole. Es estándar AS 2782-1985 fue adoptado en el año 1985, asegurando que el aceite debía contener por lo menos un 30% de terpinen-4-ol y un máximo de 15% de cineole. Estos porcentajes permitían la mezcla de otros aceites de té mientras los porcentajes fuesen respetados.

Dado al mayor conocimiento del público sobre la Melaleuca alterniflora en el mercado, la tentación de diluir dicho aceite con otros aceites o de usar otros tipos de aceites en lugar de la Melaleuca alterniflora fue muy grande. Ningunos datos clínicos han sido publicados apoyando la eficacia de la mezcla de aceites, y como los componentes del aceite en cuestión son únicos, la mezcla con los otros tipos de aceites puede afectar el cuidadoso balance que la naturaleza ha proporcionado.

Un Nuevo Estándar Australiano (ISO 4730) ha sido adoptado por la Organización Internacional de Estándares y reemplazará el Estándar AS 2782-1985 este año. Las especificaciones pueden leerse más abajo.

Especificaciones del Nuevo Estándar Internacional (ISO)

Los estándares ISO 4730 declaran que el Aceite del Árbol de Té debe ser extraído de las especies de la Melaleuca alterniflora, la Melaleuca linafolia o de la Melaleuca dissitifolia, todas de la familia Myrtaceae. Otras especies del árbol de té, incluyendo el Cajuput (Melaleuca Cajuputi), la Manuka de Nueva Zelandia (Leptospermum scoparium), el Árbol de Ti de Nueva Zelandia (Cordyline australis) y la Kanuka (Leptospermum ericoides) no son muy bien recibidos debido a que no contienen las mismas propiedades y beneficios antimicrobianos y no han sido usados por casi un siglo, como sí lo ha sido la Melaleuca alterniflora.

Ver página 12 para el Certificado de Análisis del grado farmacéutico del aceite del Main Camp [Campo Principal], con especificaciones relevantes de los nuevos estándares ISO.

Es muy importante que los distribuidores y consumidores se aseguren de que el aceite que ellos venden o usan sea el auténtico y que sigue las normas establecidas por los nuevos estándares australianos. Sería aconsejable solicitar al importador una copia de los resultados de las pruebas a las que fueron sometidos los aceites que se están adquiriendo.

La Asociación Americana del Árbol de Té (ATTA) ayuda a monitorear la calidad y la pureza del aceite importado a los Estados Unidos. Según Martha Smith, Tesorera de la ATTA y bajo las regulaciones del etiquetado de la FDA (Administración de

Alimentos y Medicamentos), un aceite sintético no puede rotularse como aceite puro del árbol de té. Sin embargo, éste puede ser una mezcla de diferentes lotes de aceites del árbol de té. Las pruebas de algunos aceites "dudosos" han identificado aceites falsos y sus proveedores han sido confrontados por la industria. La cromatografía por gas se usa como método para revelar los componentes del aceite.

NSW Agricultura

Laboratorio Registrado T.G.A.

Licencia No. 55187

Certificado de Análisis

Muestra: Plantaciones Australianas
Fecha: 17 de Julio de 1997
Serie No.:   97/03
Referencia de laboratorio: 97-761

Resultados Analíticos

1.- Análisis por cromatografía de gas

Prueba	Especificaciones	Resultados
α-pineno	1.0 – 6.0%	2.4
Sabineno	trazas – 3.5%	0.4
α-terpineno	5.0 – 13.0%	10.0
Limoneno	0.5 – 4.0%	0.9
ρ-cymene	0.5 – 12.0%	1.8
1,8 cineole	Máximo 15%	2.0
γ-terpinino	10.0% - 28.0%	21.5
Terpinoleno	1.5% - 5.0%	3.5
Terpinen-4-ol	Mínimo 30%	41.6
α-terpineol	1.5% - 8.0%	3.1
Aromadendreno	trazas – 7.0%	1.1
Ledeno	0.5 – 6.5%	0.9
δ-cadineno	trazas – 8.0%	1.0
Globulol	trazas – 3.0%	0.5
Viridiflorol	trazas – 1.5%	0.2

	Resultados del cliente	RANGO ISO
2. Densidad relativa (20°C)	0.894	0.885 – 0.906
3. Índice refractario (20°C)	1.477	1.475 – 1.482
4. Rotación óptica (20°C)	9.6	$+5^0 - +15^0$
5. Solubilidad en Etanol (20°C) al 85%(v/v)	0.9 ml	Menos de 2 ml

[1] *Journal of the American Academy of Dermatology*, Vol. 30, No. 3, Marzo 1994.

[2] Marie Newman, *Australia's Own Tea Tree Oil*, Sociedad Histórica de Mid-Richmond, Coraki, NSW, Australia, 1992.

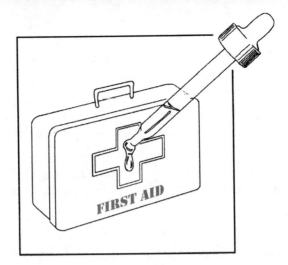

Capítulo Tres

Su Kit de Primeros Auxilios en una botellita

El aceite del árbol de té se está convirtiendo en los primeros auxilios naturales para las familias americanas. Así lo demuestran los datos clínicos recogidos a lo largo del siglo veinte que proveen información sobre los usos de este aceite en los hospitales (como antiséptico), en problemas dentales, infecciones por levaduras, problemas de los pies, acné, hongos, cándida y muchas otras condiciones.

La intención de este capítulo es la de presentar una guía de referencia fácil para los usos más comunes del aceite del árbol de té.

Métodos y sugerencias para su uso

A: Mezcle una parte de aceite del árbol de té puro con diez partes de aceite de calidad exprimido en frío. Éste puede ser de oliva, de almendra, de aguacate, de médula de albaricoque, etc.

B: Añada aproximadamente unas diez gotas de aceite de árbol de té puro a una cacerola con agua caliente o al agua del baño, humidificador o vaporizador.

C: Añada diez gotas de aceite de árbol de té puro en ocho (8) onzas de un champú natural (no detergente) o al acondicionador (enjuague).

D: Añada entre cinco (5) a diez (10) gotas para aumentar la eficacia de las cremas o lociones de aceite de árbol de té.

E: Use el aceite del árbol de té sin diluir.

F: Añada de tres a cinco gotas en una taza de agua. (Más adelante se dan otras instrucciones de cómo preparar soluciones con el aceite.)

Ojos, Naríz, Boca y Oídos

Problema	Método	Aplicación
Bloqueo de los pasajes o senos nasales (naríz tapada)	B	Caliente una solución con el aceite en la estufa hasta que hierva. Coloque una toalla en su cabeza como si fuese una tienda e inclínese sobre la olla para dejar que el vapor le llene su cara y penetre suavemente. No se acerque demasiado al vapor. También puede rociar algunas gotas del aceite en un paño húmedo y caliente y lo coloca sobre su naríz por unos cinco minutos.
Llagas	E	Con un algodón, aplique el aceite directamente en las zonas afectadas dos veces al día. También añada tres gotas en un vaso con agua y mueva la solución dentro de la boca SIN TRAGARLA.
Labios rotos o partidos	E	Aplique bálsamo del aceite del árbol de té.
Úlceras bucales	E	Aplique suavemente unas gotas del aceite del árbol de té directamente en las zonas afectadas dos veces al día utilizando un aplicador de algodón. Para prevenir que se repita el problema, atáquelo desde el comienzo.

Ojos, Naríz, Boca y Oídos

Problema	Método	Aplicación
Dolores de oídos		Caliente un cuarto de taza de aceite de oliva con cinco gotas del aceite del árbol de té, coloque una pqueña gota en cada oído y tápelo suavemente con un algodón para permitir que el aceite se mantenga en el oído. Repita la operación las veces que sea necesario.
Gingivitis	E/F	Frote el área afectada y adolorida de las encías con aceite del árbol de té puro. Agregue de tres a cinco gotas del aceite en un vaso de agua pequeño y enjuague la boca dos veces diarias.
Úlceras nasales	E	Coloque dos o tres gotas del aceite directamente en el área afectada utilizando un aplicador de algodón.
Encías dolorosas, mal aliento, placas dentales	F/E	Añada de tres a cinco gotas al agua y úselo como enjuague bucal dos veces al día. Añada algunas gotas a su pasta dental. También aplique directamente en las encías y masajee. Mantenga su cepillo dental libre de gérmenes colocándolo en una solución diluída del aceite del árbol de té (5 a 10 gotas del aceite en un vaso de agua) por 10 minutos y luego enjuague. Use hilo dental con aceite del árbol de té.
Orzuelos	B	Coloque su cara encima de un recipiente con agua caliente al que se le han agregado cinco gotas del aceite del árbol de té y déjela sobre el vapor por unos cinco minutos. No aplique el aceite directamente en el orzuelo porque puede ser muy irritante.
Dolor de dientes-muelas	F/E	Enjuague su boca con un lavado bucal y luego aplique unas gotas del aceite del árbol de té directamente sobre el diente infectado.

Dolores de la garganta y pecho
y resfriados comunes

Problema	Método	Aplicación
Congestión Bronquial	E	Coloque sobre su pecho un paño caliente al que se le ha agregado con una mezcla de cinco gotas del aceite puro.
Congestión/ Tos	B/E	Añada 10 gotas del aceite puro a un baño de vapor o un vaporizador para inhalar. Frote el aceite del árbol de té puro en el pecho y la espalda. Rocíe algunas gotas en su almohada antes de irse a dormir.
Enfisema	B/E	Añada el aceite puro a un vaporizador o a un recipiente con agua hirviendo. Siga las mismas instrucciones que para la congestión bronquial.
Enfriamiento de la cabeza	B/E	Suavemente inhale el vapor de un vaporizador o de un recipiente con agua caliente. Frote unas gotas del aceite en su frente y naríz.
Dolor de garganta	F	Añada cinco gotas del aceite del árbol de té puro a una taza de agua tibia y haga gargarismos dos o tres veces al día. Use también tabletas del aceite de té.
Aftas	F	Siga las mismas instrucciones que para el dolor de garganta.

"En mi experiencia personal he encontrado que el aceite del árbol de té es un remedio fantástico para casi todos los problemas dermatológicos incluyendo úlceras nasales, pie de atleta y erupciones cutáneas de todo tipo."

— William L. Mayo, Ph. D., Presidente
Sociedad Americana para la Educación Ambiental

Condiciones dermatológicas (de la piel)

Problema	Método	Aplicación
Acné	E	Aplique tres gotas del aceite en el área infectada dos veces al día. También puede combinar una onza del aceite del árbol de té en 10 onzas de agua o con una mezcla de agua de rosas y olmo escocés y aplícarla en el área dos veces diarias. Añada el aceite al lavado de la cara y use una crema humectante. Utilize jabones y cremas de aceite del árbol de té.
Furúnculos	E	Aplique el aceite del árbol de té puro directamente en los furúnculos, tres veces al día.
Quemaduras (menores)	E	Aplique de inmediato agua helada por uno o dos minutos. Alterne aplicando 100% del aceite del árbol de té con el agua helada por espacio de una hora, dependiendo de la gravedad de la quemadura. Continúe masajes con el aceite en las quemaduras dos veces al día por tres o cuatro días. El aceite debe ser aplicado a las ampollas de las quemaduras para disminuir los riesgos de infecciones. Prepare una pomada con 5 onzas de miel pura, una onza de aceite del árbol de té y una cucharadita de extracto de semilla de toronjas.3
Dermatitis	A	Aplique algunas gotas de la mezcla en el área afectada. Para ayudar a humedecer la piel, aplique la crema de aceite del árbol de té en las áreas que han sido expuestas al agua. Use también jabón del aceite de té.
Eczema	E	Asegúrese que la piel esté seca y aplique el aceite en la zona afectada. Las lociones, cremas y jabones de aceite del árbol de té pueden ser de mucha ayuda.
Urticarias	E	Aplique el aceite en el área afectada. También puede ser útil la loción del aceite.

Condiciones dermatológicas (de la piel)

Problema	Método	Aplicación
Picaduras y aguijones de insectos	E/A	Aplique el aceite en las áreas afectadas. Si la superficie es amplia, combine 5 gotas del aceite del árbol de té con aceite comprimido en frío, como el caso de aceite de almendras, albaricoques o aguacates. Use lociones del aceite de té que puede conseguir en tiendas naturistas dedicadas a salud. Como repelente de insectos lo puede aplicar directamente en la piel expuesta.
Sanguijuela/ Garrapatas	E	Aplique una gota o dos del aceite puro directamente sobre el parásito para matarlo. Cuando la sanguijuela caiga, aplique el aceite de nuevo. Para garrapatas retírelas usando pinzas y luego aplique de nuevo el aceite en el área.
Úlceras de las piernas	E	Aplique el aceite en las áreas afectadas dos o tres veces por día. Si se nota irritación, descontinúe el uso del aceite puro y en su lugar utilice las lociones o las cremas que contienen el aceite.
Envenenamiento por roble o hiedra	E/A	Aplique el aceite de té puro o una mezcla de éste con aceite comprimido en frío sobre el área afectada dos veces al día. También puede aplicar el ungüento o la loción del aceite.
Psoriasis	E	Aplique el aceite en el área afectada y siga las mismas instrucciones que para la dermatitis y el eczema.
Salpullidos	A/E	Aplique el aceite o use la loción de éste. El jabón del aceite del árbol de té también es de utilidad.
Tiña	E	Aplique directamente en aceite puro. Repita la operación dos veces al día.

Condiciones dermatológicas (de la piel)

Problema	Método	Aplicación
Pulgas de mar/ Aguijones	E/A	Aplique algunas gotas en el área afectada. Use mezclas del aceite o cremas para tratar zonas más extensas.
Culebrilla	A	Caliente una mezcla y aplíquela en las áreas dolorosas dos o tres veces diarias hasta que el dolor desaparezca.
Pezones dolorosos		Si los pezones están adoloridos, secos o resquebrajados, aplique un poco de la loción del aceite de té en el área.
Quemaduras por el sol	A/E	Para aliviarlas y evitar que se formen ampollas, use la crema del aceite del árbol de té y/o una mezcla del aceite como se indica en al aparte A. Aplíquela dos veces al día. En casos severos de quemaduras por el sol, aplique el aceite puro.
Úlceras tropicales, verrugas o cadillos plantares y cortaduras por corales	E	Coloque un poco del aceite en el área afectada tres veces por día.
Verrugas o cadillos	E	Use el aceite puro hasta que la verruga se seque. Puede ocurrir después de algunas semanas.

"Las investigaciones han demostrado que el aceite del árbol de té es de cuatro a cinco veces más fuerte que los desinfectantes caseros (por ejemplo, el agua oxigenada), y sin embargo es menos agresivo cuando se aplica sobre abrasiones menores."

— Robert Tisserand
The International Journal of Aromatherapy, February 1988

Heridas menores, cortaduras y abrasiones

Problema	Método	Aplicación
Abrasiones	E	Limpie bien el área y siga las mismas instrucciones que para el tratamiento de las cortaduras.
Después del afeitado	E	Para los hombres, apliquen unas gotas del aceite o la crema del árbol de té. El color rojo de la piel disminuirá en un día. El aceite del árbol de té puede ser aplicado a la hojilla de afeitar cuando se afeite, de esa manera ayudará con las cortaduras. Aplique unas gotas del aceite puro o de la crema después del afeitado, actuarán como un antiséptico y disminuirán la posibilidad de que el pelo crezca hacia adentro.
Cortadas	E	Limpie el área con un jabón de aceite del árbol de té y luego ponga unas gotas del aceite y de la loción.
Mordidas de perros	E/F	Limpie bien la herida con una solución de aceite del árbol de té, jabón y agua, y luego aplique el aceite puro o diluído. Repita la operación tres veces al día por varios días. Busque asistencia médica de inmediato si no está seguro de que el animal tenga vigentes las vacunas de la rabia o si el problema se empeora.

Pies y Uñas

Problema	Método	Aplicación
Pie de Atleta	E/A/F	Limpie los pies con un jabón antimicótico y séquelos muy bien. Aplique el aceite del árbol de té puro o mezclado con aceite de oliva en y entre los dedos. También una solución del aceite debe ser usada con agua para desinfectar las medias.
Callos	A	Aplique unas gotas de una mezcla del aceite del árbol de té y aceite de oliva y masajee bien. Sumergir el pie en jabón y añadir cinco gotas del aceite mas una pequeña cantidad de aceite de almendras y de oliva por unos cinco minutos es también recomendable.
Mal olor de los pies	B/E	Añada de cinco a diez gotas del aceite del árbol de té en el agua tibia del baño o frote el aceite directamente en los pies.
Infecciones de las uñas (perionychia)	A	Quítese el esmalte, corte y lime sus uñas. Caliente la loción de manos y cuerpo del aceite del árbol de té mezclado con aceite de oliva o almendra. Sumérjalas en esa solución por cinco minutos. Ponga la loción alrededor de la raíz de las uñas dos veces al día hasta que la infección se cure.
Verrugas plantares	A	Siga las mismas instrucciones que para los callos.

"....el aceite del árbol de té es el mejor tratamiento que conozco para las infecciones de la piel causadas por hongos. También es bueno para el tratamiento de infecciones por hongos de las uñas de las manos y de los pies, una condición que es notoriamente resistente y rebelde a los tratamientos, aún usando antibióticos por vía sistémica. Sólo tiene que aplicar el aceite en las áreas afectadas dos o tres veces por día."

— Andrew Weil, M.D.
Natural Health, Natural Medicine

Pelo y Cuero Cabelludo

Problema	Método	Aplicación
Caspa	C	Use el champú del aceite del árbol de té o mezcle el aceite con el champú diariamente o alternando con un champú normal. Déjelo actuar por un minuto antes de enjuagarlo. Aplique unas gotas directamente sobre el cuero cabelludo para ayudar a abrir los folículos pilosos.
Pelo seco	C/E	Lávese el cabello con champú siguiendo su rutina habitual. Haga una espuma rica con una mezcla de champú con el aceite y aplíquela. Enjuague y ponga champú de nuevo. También puede aplicar de cinco a diez gotas del aceite en el cabello y asajear el cuero cabelludo.
Piojos (pediculus humanus capitis)	D/C	Aplique el champú del aceite del árbol de té reforzado con unas diez gotas adicionales del aceite. Déjelo sobre el cabello por diez minutos. Enjuague y repita la operación una o dos veces por semana. También debe sumergir los peines, cepillos u otros materiales en una solución del aceite para evitar la recontaminación.
Picazón de la cabeza	E/C	Use el champú del aceite del árbol de té o aplique algunas gotas del aceite directamente en el cuero cabelludo.
Pelo grasoso	C/E	Lávese el pelo a diario. Unas goats del aceite aplicado sobre el cuero cabelludo no sólo ayudará al pelo grasoso, sino también al seco y a la cabeza con caspa y con picazón.
Pelo debilitado	E/C	Use el champú del aceite del árbol de té o mezcle cinco gotas del aceite en su champú regular. Úselo diariamente o alternando con otro champú natural. Aplique algunas goats del aceite directamente sobre el cuero cabelludo y masajee su cabeza para ayudar a desbloquear los folículos pilosos.

Problemas en los Músculos y las Articulaciones

Problema	Método	Aplicación
Artritis	A	Caliente una mezcla del aceite del árbol de té y masajee las articulaciones adoloridas.
Magulladuras	E/D	Aplique el aceite directamente en el área afectada, masajee bien dos veces al día. También puede mezclar cuatro partes de tintura de árnica Montana con una parte del aceite del árbol de té y aplíquelo cada ciertas horas por dos o tres días mientras sea necesario.
Dolores musculares	E/A/B	Masajee las zonas adoloridas con el aceite puro o con una mezcla de cinco gotas de éste y un aceite de almendra tibio. Dese un baño tibio agregando al agua cinco gotas del aceite puro.
Torceduras	A	Masajee las zonas dañadas usando la misma mezcla que utilizó en el caso de los guijarros; añada diez gotas del aceite del árbol de té al agua del baño y sumerja las partes afectadas.

Cuidados del Bebé

Es importante recorder que la piel de los bebés es muy delicada y sensible. Es preferible usar una mezcla del aceite con otro comprimido en frío. Busque compañías que tengan productos del aceite del árbol de té especializados en bebés.

Problema	Método	Aplicación
Amamantar (Dar el pecho)	E	Si los pechos están adoloridos, secos o rotos, aplique una pequeña cantidad del aceite del árbol de té en la zona afectada.
Resfriados	B	Añada diez gotas del aceite puro a un recipiente con agua caliente o a un vaporizador. Deje el vaporizador el el cuarto del bebé durante la noche, fuera de su alcance, o cantas veces sea necesario. Un pañuelo impregnado con algunas gotas del aceite debajo de la almohada del ebé puede ser de ayuda.

Cuidados del Bebé

Problema	Método	Aplicación
Cubierta de la cuna	A/C	Mezcle cinco gotas del aceite puro con aceite de oliva, aplíquelo sobre la cabecita, limpie y enjuague. Use el champú del aceite del árbol de té con mucho cuidado de que no le caiga en los ojos al bebé.
Lavado de los pañales		Añada veinte gotas del aceite puro o de la fórmula especial de agua y mézclela con un galón de agua. Ponga los pañales en remojo durante toda la noche.
Irritación por los pañales		No aplique el aceite puro en el culito del bebé. Use la crema del aceite del árbol de té y póngalo cada vez que necesite cambiar de pañal y mientras la piel esté roja.
Infecciones de los oídos		Caliente de cinco a diez gotas del aceite puro y mézclelo con una cucharadita de aceite de almendras o de oliva. Ponga un poquito de la mezcla en el oído y apliquelo cuantas veces sea necesario.
Picadas de insectos	A	Aplique algunas gotas de la mezcla de aceite directamente en las picadas. También puede aplicar la loción.
Desodorizante y desinfectante del ambiente	B/E	Si usted tiene un difusor, añada unas gotas del aceite a éste para refrescar y limpiar el área donde está el bebé. También puede usarse un humidificador o un vaporizador añadiéndole a su agua de cinco a diez gotas del aceite.
Salpullidos de la piel	E/A	Coloque unas gotas del aceite en el área afectada. No debe usarse en zonas amplias. Se recomienda el uso de las cremas o las lociones.

Cuidado Personal

Problema	Método	Aplicación
Depilación con cera en la zona del bikini	E	Antes de depilarse, aplique de tres a cinco gotas del aceite puro en la zona a tratar. Deje que seque. Después del tratamiento, aplique el aceite de nuevo seguido de la loción del aceite del árbol de té. Repita la operación dos veces en el mismo día. La piel roja y la inflamación deben ceder en veinticuatro horas. Esto también ayuda a reducir el crecimiento hacia adentro del pelo.
Hemorroides	E/B	Aplique algunas gotas del aceite puro directamente en el área afectada. Métase en una bañera donde ha mezclado diez gotas del aceite en el agua. También se recomienda usar el ungüento o la crema. En casos de inflamaciones graves puede usar los supositorios del aceite del árbol de té.
Lesiones por herpes	E/A	Aplique el aceite puro, sólo unas gotas en las áreas afectadas. El aceite debe mezclarse con aceite de Vitamina E. Aplique dos veces al día. Si se irrita, descontinúe su uso.
Quistes ováricos		Si puede conseguir los supositorios del aceite del árbol de té, aplíqueselos. Los supositorios se disolverán y ayudarán a reducir los quistes. Si no consigue los supositorios en las tiendas especializadas, puede usar un tampón saturado con el aceite del árbol de té. Las mismas recomendaciones se aplican en los casos de infecciones vaginales. Si los síntomas no cambian, consulte con su médico.
Limpieza vaginal	B	En una ducha vaginal mezcle de ocho a diez gotas del aceite del árbol de té puro en una pinta de agua destilada o purificada. También puede agregar diez gotas del aceite a su bañera con agua tibia y sumérjase en ella por veinte minutos.

Cuidado Personal

Problema	Método	Aplicación
Infecciones vaginales (infecciones por levaduras)	B/E	Duche con la fórmula vaginal. El tratamiento puede ser aplicado a diario hasta que los síntomas mejoren o desaparezcan. Entre duchas, sature tampones o esponjas de mar con algunas gotas del aceite puro e insértelos. Déjelos actuar por veinticuatro horas. Puede sentir una sensación fría.

Si algunas de las condiciones previamente descritas persisten a pesar de haber seguido el tratamiento recomendado, descontinúe su uso y consulte con su médico.

Por favor lea las siguientes precauciones.

Precauciones

1. Evite el contacto con los ojos.
2. Manténgase fuera del alcance de los niños.
3. *No lo use internamente* sin el consentimiento de su médico. Estas precauciones no incluyen su uso como pasta dental, enjuagues bucales (sin tragarlo) y duchas.
4. Para usarlo en zonas sensibles como alrededor de los ojos,de la boca o de los genitals, diluya el aceite del árbol de té con alcohol o con una buena cantidad de aceites comprimidos en frío tales como de oliva, de albaricoque, almendra o aguacate.
5. Diluya el aceite comprimido en frío antes de usarlo en la piel del bebé.
6. Haga el test del parche antes de usarlo en pieles sensibles. Las pieles extremadamente sensibles podrán necesitar el aceite diluído. Diluciones de 1:250 aún tienen acción bacteriostática y actúa sobre estreptococos, estafilococos, tifus, pneumococos y gonococos.
7. Es recomendable evitar bebidas alcohólicas (un vasito de vino con las comidas se puede aceptar) cuando esté usando estos aceites esenciales[4].
8. Las mujeres embarazadas deben tomar más precauciones.

Test de los parches

Coloque unas gotas del aceite del árbol de té en un algodón y póngalo debajo de su brazo. Si tiene alguna reacción adversa se observará una irritación en la piel en pocos minutos. Si al aplicar el parche no hay muestras de irritación o de reacción alérgica usted puede usar algunas gotas del aceite del árbol de té directamente en el área donde el problema de la piel se presenta una o dos veces por día.

Almacenaje

Siempre mantenga el aceite del árbol de té en botellas color ambar guardadas en un lugar fresco y seco. El aceite conservará su poder y no se deteriorará por su exposición a la luz, al aire o al calor. No lo almacene en recipientes plásticos. Las tapas deben estar cerradas firmemente para evitar la oxidación y evaporación.

No almacene este aceite cerca de remedios homeopáticos ya que puede contarminarlos.

La vida útil del aceite es de unos dos o tres años si está guardado apropiadamente. Han habido reportes de casos donde la eficacia se ha mantenido por mucho mas tiempo, sin embargo debido a regulaciones estrictas del gobierno, no se recomienda guardarlo por mas de tres años.

El uso del aceite del árbol de té no debe verse como un substituto de los cuidados médicos profesionales. Si los problemas persisten, consulte con su médico.

Guía de Mezclas[5]

Concentrado de Agua Soluble

1. Mezcle una onza (dos cucharaditas) del aceite del árbol de té puro con ½ onza (una cucharadita) de alcohol isopropílico. Mezcle bien. Si el aceite flota en la superficie, añada mas alcohol y vuelva a mezclar. Etiquetee diciendo *Sólo para uso externo*.
2. Mezcle una onza del aceite del árbol de té puro con cantidad igual de alcohol Everclear 192-prueba o con tres cucharaditas de ron 151-prueba, o seis cucharaditas de alcohol 80-prueba (preferiblemente vodka). Mezcle bien.
3. Mezcle una onza del aceite del árbol de té puro con 2 onzas (4

cucharaditas) de glicerina vegetal. Añada 1 onza de agua y mezcle bien. Si el aceite flota, añada más glicerina y mezcle de nuevo.

Las mezclas 2 y 3 deben ser etiquetadas claramente con la siguiente lectura: *"Concentrado de aceite del árbol de té en agua soluble"*. Debido a que el alcohol isopropílico es tóxico, la mezcla # 1 debe decir claramente en su etiqueta que es **solamente para uso externo.**

Solución al quince por ciento

Para hacer una solución al 15% tome cualquiera de las soluciones del aceite del árbol de té concentrado en agua soluble y añada suficiente agua, té de hierbas, gel de aloe vera o cualquier combinación de éstas hasta obtener 6 onzas (3/4 de taza) de la solución.

Esta solución al 15% puede ser aplicada externamente, usada en niños y mascotas y, si fue hecha con glicerina o alcohol –grano (vodka) también puede ser usado para tratar los problemas de la boca y las encías. No debe usarse este concentrado cuando contenta alcohol isopropílico en la boca, encías u otras condiciones internas.

También esta solución al 15% puede ser usada para aplicarla en la cocina y en los baños, en conductos de aire, en teléfonos, en duchas, o añadirlo al agua para el lavado de la ropa.

Solución al veinte por ciento

Diluir el aceite del árbol de té en un portador de aceite como es el caso del aceite de oliva. En ese caso añada 1 onza del aceite del árbol de té puro en 4 onzas (1/2 taza) o mas del aceite portador. La solución resultante es concentrada en un 20% y es muy efectiva en el tratamiento de los hongos como es el caso del pie de atleta.

---

[3]Puotinen, C.J. *Nature's Antiseptics: Tea Tree Oil and Grapefruit Seed Extract.* New Canaan, CT; Keats Publishing, Inc., 1997.

[4]*Better Nutrition*, August 1996.

[5] Puotinen, C.J. *Nature's Antiseptics: Tea Tree Oil and Grapefruit Seed Extract.* New Canaan, CT; Keats Publishing, Inc., 1997.

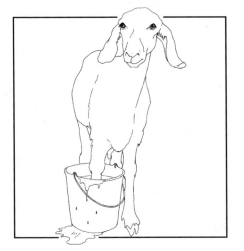

Capítulo Cuatro

Aceite del árbol
de té para animales

"Yo he tenido cabras lecheras por muchos años y las adoro. Son animales fuertes y resistentes, pero a veces las cosas no van bien. Mi cabra favorita tuvo una infección de los huesos en una de sus patas. El veterinario me informó que sería muy difícil curarla. Tratamos con todas las inyecciones y medicamentos sin limitaciones. Traté con otro veterinario y usé todo lo que me fue recomendado. No hubo suerte. La gangrena se había establecido y estuvimos hablando hasta de sacrificar a la cabra. Entonces un amigo me habló de la Melaleuca – Aceite del árbol de té -. Coloqué unas gotas en un cubo con agua tibia y puse la pata de mi cabra en remojo dos veces por día. Después de la primera semana se comenzó a ver alguna mejoría y al cabo de dos semanas la pata estaba curada y le estaba saliendo pelo de nuevo. La gente no podía creer cómo se había curado. El siguiente invierno, la cabra volvió a cojear y el pelo comenzó a caérsele. Le volví a hacer el tratamiento con el aceite del árbol de aceite de té por unos días y el animal se curó."[6]

Mientras vivía en Santa Bárbara, California descubrí que mis perros y gatos sufrían inmesurablemente de alergias que producían lo que se conoce como la "picazón de Santa Bárbara." Fui testigo de cómo mi gato Pepper de 14 años se volvía loco rascándose constantemente. Conocí entonces sobre el aceite del árbol de té y diluí unas gotas en agua, que luego apliqué sobre su piel. Casi podía escuchar los maullidos de alivio. Hoy en día les aplico a mis gatos Luna y Simba un spray para mascotas que contiene aceite del árbol de té antes de cepillarlos. Naturalmente que el aceite está diluído en cantidades que son buenas para los gatos.

El aceite del árbol de té es también un excelente repelente de pulgas. No las elimina por completo, pero sin embargo, al aplicar sobre las alfombras una mezcla de aceite del árbol de té se ayuda a su control. Es una buena idea sacar a las mascotas fuera de la casa para bañarlos, de esa manera las pulgas no quedarán dentro de ella cuando salten fuera del animal. También acostumbro a cepillar sus pelajes con un poco del aceite. El bañar a las mascotas una vez a la semana puede disminuir las irritaciones de la piel.

Hace algunos años recibí una llamada de Mark Blumenthal, quien edita una publicación llamada *HerbalGram* en el Consejo Americano de Botánica en Austin, Texas y contribuye con numerosos artículos para revistas dedicadas a temas de salud y alimentación y otras revistas profesionales dentro de los Estados Unidos. Me preguntó si podía darle un poco del aceite para tratar a un gato que llegaba a su puerta. El gato llevaba un collar antipulgas que se le había atascado debajo de una de sus patas causándole la exposición de la piel en carne viva en una gran herida. Mark le quitó el collar y dosificó al animal con el aceite del árbol de té, usándolo por unas dos semanas en combinación con un ungüento de lanolina y un gel fresco de áloe vera. La herida se curó sin dejar marcas. El gato adoptó a Mark y continúa siendo la mascota de la oficina de ABC después de casi 10 años.

Hace algún tiempo, una clínica de gatos reportó que algunos gatos habían desarrollado micosis (tiña) con síntomas de pérdida de peso, depresión y náuseas. Los medicamentos que se usaban para tratar estos casos también afectaban la médula ósea, y para poderlos usar, los gatos debían ser afeitados, se les debía dar un baño de azufre y debían chequear los valores en sangre. ¡Ni decir del trauma que esto ocasionaba! La clínica preparó una fórmula mezclando el aceite del árbol de té con aceite de oliva. También se usaron nueces de nogal negras y aceite de cajuput. Los gatos respondieron favorablemente al tratamiento sin tener que volver al tratamiento "normal" traumatizante original.

Aceite del Árbol de Té para Gatos y Perros

La información que conseguirá al final de este capítulo fue provista por Cheyanne West de *A Natural Path*, quien tiene muchos años de experiencia tratando animales con productos homeopáticos y hierbas, usando con frecuencia el aceite del árbol de té. *A Natural Path* está en la lista de Guías de Apoyo al final del libro. El libro de Chayannes sobre tratamientos de animales con aceite del árbol de té tambien ha sido publicado por Kali Press.

Problemas de la Piel

El aceite del árbol de té es muy bueno para el tratamiento de muchos problemas de la piel de los animales. Cuando se deben tratar gatos, sin embargo, hay que diluir el aceite dcl árbol de té con agua u otros aceites debido a que la piel de los felinos es más sensible que la de los perros.

Problema	Aplicación
Mordidas, cortaduras, erupciones, picaduras, vacunaciones	Moje un algodón con el aceite del árbol de té y aplíquelo directamente en el área afectada dos veces al día. En el caso de tratar gatos, diluya el aceite del árbol de té con aceite de oliva u otro aceite comprimido en frío.
Dermatitis	Bañe al animal por completo, quite el pelo del área afectada y sus alrededores y cepille la zona con un jabón suave y agua. Frote el aceite del árbol de té directamente sobre el área afectada, dos veces al día, hasta que el problema mejore. Coloque al animal en un espacio ó una jaula seca y limpia aislado de otros animales para poder monitorear la evolución del caso y prevenir afectar otros animales cuando se trate de alguna condición contagiosa.
Quemaduras por el sol	Mantenga húmeda el área afectada. Mezcle partes iguales de aceite del árbol de té con aceite de vitamina E. Aplíquelo en las noches y mantenga al animal fuera del sol.

Problemas de la Piel

Problema	Aplicación
Verrugas	Aplique el aceite del árbol de té directamente sobre las verrugas que piquen o que sangren para disminuir el dolor y secar el área. Probablemente se lleve algunas semanas antes de ver el problema resuelto.

Piojos, Sarna y Tiña

Los piojos, la sarna y la tiña generalmente afectan animales cuyo sistema inmunológico está debilitado. Los tres casos son contagiosos para el humano y para otros animales, por lo que el afectado debe ser aislado durante el tratamiento.

La presencia de piojos es más común en los meses de invierno y los animales que viven en granjas son los más propensos de contagiarse. La sarna es más común en perros y la tiña lo es en gatos.

Problema	Aplicación
Piojos	Bañe al animal con un jabón suave y agua, corte el exceso de pelo o afeite el área afectada. Mezcle una cucharadita de aceite del árbol de té en una taza de agua. Coloque esta mezcla en una botella aerosol y pulverice las zonas afectadas hasta saturarlas. Deje que la solución actúe por unos diez minutos. Seque con un papel absorbente. Use un algodón impregnado con el aceite y aplíquelo directamente en las zonas rebeldes. Repita el tratamiento todos los días al menos por una semana o hasta que no se observen piojos.
Sarna	Siga las mismas instrucciones que para los piojos. Si la condición persiste, consulte con su veterinario. Mantenga al animal aislado durante el tratamiento y limpie su errera o caja transportadora.
Tiña	Corte el pelo en el área afectada. Cepille la zona con un jabón suave y agua. Aplique el aceite del árbol de té con algodón o un aplicador. Trate el problema dos veces al día por lo menos durante una semana. La tiña es un problema de difícil tratamiento así que debe ser persistente hasta que se resuelva. Limite el espacio del animal a una perrera o caja transportadora hasta que el problema se cure. Desinfecte las tijeras y los utensilios de peluquería y trate, no solo al animal, sino también el área donde éste vive.

Pulgas y Garrapatas

Las pulgas pueden causar muchos problemas. Los perros pueden morder zonas de su piel y dejarlas "en carne viva", y tanto perros como gatos pueden infectarse con parásitos intestinales como tenias y áscaris.

Problema	Aplicación
Pulgas	Bañe al animal con un jabón suave y agua. Corte o afeite el pelo en las zonas afectadas. Mezcle una cucharadita del aceite del árbol de té en una taza de agua, y usando una botella pulverizante échele la solución al animal dejándosela encima por unos minutos. Luego moje un algodón con el aceite y aplíquelo directamente en las zonas afectadas. Añada unas gotas del aceite del árbol de té al champú que usa regularmente en su animal. Bañe y trate al animal fuera de la casa para que las pulgas no salten adentro.
Garrapatas	Usando un gotero de ojos con el aceite del árbol de té aplique unas gotas encima de las garrapatas y espere uno o dos minutos. Después pinze la garrapata con unas pinzas y hale por unos 5-10 segundos. Tuerza la pinza de nuevo y repita el procedimiento. Esto debe sacar a la garrapata completa incluyendo su cabeza. Para disminuir las posibilidades de infección o irritación de la zona, aplique una nueva gota del aceite en el lugar afectado.

Abcesos y Heridas Cortantes

Los abcesos son más comunes en gatos y generalmente son el resultado de peleas. Abcesos y heridas punzantes en los perros son frecuentemente causados por buriles y colas de zorra que quedan atrapadas en el pelo y llegan hasta la piel.

Las heridas punzantes son normalmente estrechas y profundas y la piel cicatriza rápidamente encima de ellas atrapando bacterias y materiales extraños en la herida. Los abcesos que generalmente drenan pero no cicatrizan son indicativos de la presencia de materiales extraños en ellos.

Siempre hay que considerar la gravedad de la herida y ocasionalmente pueden necesitarse otros tratamientos y puntos de sutura.

Abcesos y Heridas Cortantes

Problema	Aplicación
Abcesos y heridas punzantes	Limpie el área con agua tibia y un jabón suave. Aplique una o dos gotas del aceite del árbol de té directamente en la zona afectada para limpiarla y disolver el pus. Si el abceso está drenando, mantenga el área limpia y continúe aplicando el aceite en la zona dos veces al día hasta que se vea clara y comience a cicatrizar. Para úlceras en la boca o zonas difíciles de acceder, coloque una mezcla del aceite del árbol de té en una botella pulverizadora y aplique el dichas áreas. No mantenga el aceite en botellas plásticas por muchos días.

Linimentos y Repelentes de Insectos

El aceite del árbol de té puede ser frotado en un músculo adolorido o torcido para calmar y ayudar a la circulación. Es bueno para tratar problemas de artritis y otros que afectan las articulaciones y los músculos. También es un repelente natural de insectos pudiendo repeler pulgas, garrapatas y otros parásitos.

Problema	Aplicación
Músculos Adoloridos, Torceduras, Artritis, Problemas Musculares y Articulares	Coloque algunas gotas del aceite del árbol de té en su mano, con un aceite para masajes. Frote el área afectada. Si está usando un instrumento magnético, masaje el área con la mezcla del aceite y cubra con frazadas claras de plástico antes de aplicar dicho instrumento. Usted también puede usar en aceite del árbol de té con una almohadilla de calor, sin embargo debe mantenerla a baja temperatura para evitar quemaduras.
Repelente de Pulgas, Garrapatas, Parásitos	Mezcle una cucharadita del aceite del árbol de té en una taza de agua y colóquelo en una botella pulverizante, y antes de que sus animales salgan de la casa aplique esta solución en sus perros y gatos como repelente de insectos. Esta mezcla también debe ser usada para rociar las cajas transportadoras y las camas de sus mascotas para mantenerlas libres de pulgas y otros insectos.

Problemas dentales

El aceite del árbol de té alivia la inflamación y los abcesos en la boca y ayuda a prevenir las infecciones. Tanto los gatos como los perros pueden padecer de enfermedades periodontales causados por acúmulo de sales de calcio, comida, pelo y bacterias en los dientes. Los síntomas incluyen inflamación de las encías, hinchazón y sangramiento, mal aliento y salivación excesiva.

Problema	Aplicación
Enfermedades de las Encías, Mal Aliento, Salivación Excesiva	Mezcle cinco gotas del aceite del árbol de té en ¼ de taza de agua. Coloque esta mezcla en una botella pulverizante o rociadota y aplique las zonas afectadas varias veces por día. También puede mojar el cepillo de dientes en esta solución y cepillar los dientes una vez por semana para mantener la población bacteriana controlada y baja. El aceite del árbol de té en las proporciones indicadas ayudará a curar y prevenir infecciones cuando los dientes están afectados o han sido sacados.

Aceite del Árbol de Té para Caballos

Para información sobre terapias con el aceite del árbol de té en caballos consulte el libro de Cheyanne WEST: *Tea Tree Oil for Animales [Aceite del Árbol de Té para animales]*, Kali Press, 1998.

---

[6]*Countryside and Small Stock Journal*, Vol. 77, No. 5, Septiembre/Octubre, 1993.

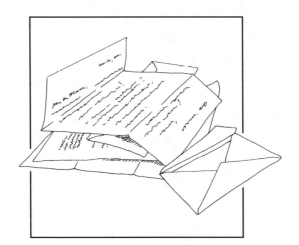

Capítulo Cinco

Testimonios

Reportes de practicantes de salud australianos[7]

Re: Enjuagues bucales – "Recomiendo 5 gotas en 4 onzas de agua y lo considero suficientemente fuerte para producir resultados de limpieza y germicidas."

Re: Colitis – "Colitis hemorrágica curada en dos semanas. Lavado intestinal frecuente con una solución al 1% y 5 gotas del aceite puro, 3 veces al día, tomadas internamente."

Re: Periostitis – "Contusión supurativa de la canilla que apareció como progresión de un caso de periostitis, chequeado en 24 horas usando una solución diluída 1-40 en forma de compresa. La condición fue curada en una semana continuando con ese tratamiento."

Re: Halitosis – "En casos severos de halitosis, especialmente después de extracciones, 5% o una dilución de 1-20 rociada alrededor de la boca produce alivio en pocos minutos."

Re: Cortes, magulladuras – "Para cortes superficiales y contusiones pequeñas, pintar la zona con el aceite al 100% y dejarlo secar. Se forma una costra debajo del corte que ayuda a su cicatrización y curación en pocos días."

Re: Lavados Vaginales – "He encontrado que la forma saponificada es muy placentera y eficiente usada como duchas y para limpiezas de descargas del cuello uterino."

Re: Resfriados – "Personalmente he estado libre de resfriados por un año. Amigos personales de han aliviado y curado de resfriados de pecho y cabeza inhalando (1) el vapor de una pinta de agua hirviendo mezclada con una cucharadita de té del aceite puro y (2), insertando un poquito del aceite puro en la fosa nasal frecuentemente."

Re: Limpieza de Heridas – "Un cirujano mayor en un hospital de Sydney hizo las siguientes observaciones: " Los resultados obtenidos en una gran variedad de condiciones en los que se usó el aceite del árbol de té como primera opción fueron los más estimulantes. Fue maravilloso ver cómo disuelve el pus y deja limpia la superficie de las heridas infectadas teniendo una acción germicida muy efectiva sin daño de los tejidos…En caso de heridas muy sucias y complicadas, como aquellas resultantes de accidentes en las calles…[el aceite] aflojará el sucio y hará que los tejidos se mantengan frescos y en su color natural."

Testimonios Personales

"El aceite del árbol de té es bueno para tratar las infecciones. También lo uso cuando tengo erupciones blancas en la piel (espinillas) y cuando realizo una limpieza de cutis. El salón de belleza me comentó que era excelente para erupciones cutáneas."
MJ

"Las heridas de cortadas inflamadas de mi mano son cosa del pasado…He estado en tratamiento con ortopedistas con dolores – me puse el aceite del árbol de té y los dolores se me pasaron."
JG

"Soy una fanática del aceite del árbol de té. Lo mezclo con agua miscible en aceite de almendras y lo uso para lavarme la cara y aplicarlo en el cuero cabelludo. Me ha curado la caspa y la picazón."
SF

"...mi esposo y yo hemos usado el aceite del árbol de té en los últimos dos años en una gran variedad de formas:...cuando nos duele la garganta hacemos gárgaras con una mezcla de unas gotas del aceite en agua y en pocos días la molestia se ha pasado. Yo tuve una gran quemadura por exposición al sol:...una loción del aceite del árbol de té no sólo me alivió el dolor, sino que también evitó que me ampollara y me pelara." TL – El Toro, California.

"Después de haber usado el aceite del árbol de té en los últimos tres años de mi práctica profesional como herbalista y naturalista puedo decir que el aceite del árbol de té funciona muy bien en casos de impétigo, ampollas causadas por el herpes simples y la mayoría de los tejidos ulcerados, reemplazando a los polvos de antibióticos. Llevo siempre un frasco del aceite en una bolsita en mi cartera para usarlo en caso de Primeros Auxilios." GS – Practicante naturalista, Avalon, New South Wales.

"Hace un año tuve varicela. La tuve por dos semanas y la picazón era increíble...Usé loción de calamina, también me apliqué avena antirpurítica varias veces al día...Pero lo que realmente me alivió fueron los aceites esenciales: 10 gotas del aceite del árbol de té puro, diez gotas de lavanda y cinco gotas de limón – en dos cucharadas soperas de aceite vegetal. Me apliqué la mezcla en mi cara varias veces al día. Puedo asegurar que mi cara se curó mucho más rápido que mi cuerpo y no me quedó ninguna marca. (En mi cuerpo si tengo algunas)." Anon.

"Estoy muy agradecido por todos sus esfuerzos y por haber publicado un libro sobre el aceite del árbol de té...Tengo la piel muy sensitiva y estoy cansado de usar medicinas y productos que perecen afectarme. He usado al aceite del árbol de té cuando tomo el sol, como humidificante de mi piel, como tónico de mi pelo...el aceite ayuda a suavizarlo, a curarlo y a darle vitalidad a mi piel, al cabello y a mi sentido por la vida. Trabajo en una profesión muy tóxica, por más de veinte años como artista. El aceite alivia el daño causado por el plomo, el zinc y los solventes fuertes que mi sistema ha acumulado. La ayuda del aceite ha sido para mí como un regalo natural único para el resto de mi vida..." CG – Montecino, California.

"Mi esposo contrajo una alergia muy severa al polvo de cemento y fue confinado al uso de una silla de ruedas...la piel de sus pies y de sus canillas era tan delicada que cualquier cosa le causaba un gran dolor y sangramiento. El doctor nos advirtió que existía la posibilidad de que tuviésemos que amputarle ambas piernas por debajo de la rodilla...Compré una botella del aceite del árbol de té y se lo froté en las zonas afectadas...En dos semanas la condición había curado completamente y no ha tenido recurrencias del problema. El aceite del árbol de té es extraordinario." EM – Sidney, N.S.W.

"Mi clínica, El Proyecto de Salud Alternativo para el SIDA" es una clínica que funciona solamente en base a donaciones y sirve a 120 pacientes con Sida a la semana y tiene 144 pacientes en lista de espera...Visitas semanales a la clínica además de cuidados en los hogares son la rutina, que incluye el uso del aceite del árbol de té...Básicamente en casi todos los usos internos, como en pasta de dientes, gotas en la lengua, en vaporizadores, enemas, supositorios...Aunque no como curación total, hay bastante éxito en el control de la Candida, de infecciones de la piel, etc." AS – Chicago, IL.

"Sólo una pequeña nota para expresarle lo maravilloso que me ha resultado tratar mis problemas de la piel con el aceite del árbol de té." TA – San Marcus – California.

"Mi hijo Rudie fue para un campamento de verano y volvió a casa lleno de picadas de mosquitos por todo el cuerpo. Como se rascaba tanto, el problema se hizo mas grave. Le apliqué el aceite del árbol de té y en sólo 20 minutos se le había pasado la piquita y a la mañana siguiente todo había vuelto a la normalidad." CC-Dallas, Texas.

"Muchas, pero muchas gracias por el maravilloso aceite del árbol de té. He sufrido de llagas en mi piel por años y a veces se empeoran al punto de dejarme marcas en la cara. Mi último episodio resultó mucho mejor controlado, gracias al aceite. De hecho, cuando sentí que se me íba a presentar comencé a usar el aceite y las llagas no llegaron a formarse." CD – Rockwall, Texas.

"Hace tres años, durante una feria de la salud en Las Vegas, tuve la ocasión de aprender sobre los maravillosos poderes curativos del aceite del árbol de té. Un área de particular interés para mí es la de las aplicaciones dentales. A la edad de 65 estaba sufriendo de problemas en mis encías, sangraban y se estaban retirando. Compré un poco del aceite para ponerlo a prueba. Se lo llevé a mi dentista cuando fui a mi control y le dije que íba a enjuagarme la boca dos veces al día con tres gotas del aceite del árbol de Té en una tacita de agua, por tres a cinco minutos.

Debo decirle que mi dentista podía obtener sangre casi en cualquier parte de mis encías, estaban muy sensibles. Dejé de pasarme el hilo dental. El plan era tener chequeos cada 30 días por un período prolongado de tiempo. En el primer chequeo, ya habían signos de mejora y el dentista sólo pudo obtener sangre en seis puntos. A los 60 días ya no había sangramiento a pesar del manipuleo de las encías. Después de 13 meses de tratamiento, las encías dejaron de sangrar y volvieron a su estado normal. El dentista dice que la placa y el cálculo dental se han reducido 75-80%. El aceite del árbol de té australiano ha salvado mi dentadura. Aloha!" BMc – Oahu, Hawaii.

"Muchas gracias desde el fondo, el tope y todos los lados de mi corazón! Su aceite del árbol de té es maravilloso. Soy una persona con SIDA y debo tomar dosis masivas de medicamentos que secan mucho mi piel. El aceite del árbol de té/crema ayuda a tratar el resecamiento de la piel y me hace sentir mucho mejor..." JI – Washington D.C.

"Tengo sus libros sobre el aceite del árbol de té. Son maravillosos. Encuentro que el aceite del árbol de té es buenísimo para muchas cosas. También quiero mencionar que aunque a mi perro le llevó uno ó dos días adaptarse al olor del aceite, quiero decir que no he encontrado hasta el momento nada mejor para tratar sus tumores pequeños y sus verrugas. Realmente es un aceite bendito..." MH

"Encuentro que el descubrimiento del... aceite del árbol de té...ha sido una de las mejores cosas que nos han pasado en 1990. He tenido artritis por muchos años y finalmente he encontrado alivio al aplicar el aceite del árbol de té en las articulaciones o las áreas afectadas. También hago gárgaras cuando tengo dolor de garganta usando una solución de 2 ó tres gotas en $\frac{1}{4}$ de vaso de agua. Ciertamente siento mucho alivio.

También he tenido el problema de la formación de sarro o placa en mis dientes y por esa razón debo hacérmelos limpiar cada 6 meses. He usado unas cuantas gotas del aceite del árbol de té mezclado con mi pasta de dientes durante tres meses y mi experiencia es que están más blancos y más limpios y no hay nueva formación de placa dental."

"La curación es más rápida en los casos de cortadas, quemaduras, abrasiones y picadas de mosquitos cuando se usa el aceite del árbol de té. Yo lo uso en una solución antiséptica para limpieza vaginal y también para la piel extremadamente seca. A mi esposo le gusta usarlo en el jabón y la pasta de dientes." FB – Carlsbad, California.

"Gracias por la información sobre el aceite del árbol de té. Le estoy pasando los datos a mi veterinario...Estoy seguro que estará interesada, especialmente después que vea lo que el aceite ha hecho en un crecimiento viral en la espalda de mi caballo. Este problema se llama sarcoide y parece estar disminuyendo con el uso del aceite del árbol de té. No sé el nombre de otro crecimiento que se eliminó, pero es como una infección de un folículo piloso donde el pelo crece hacia adentro. Continuamos teniendo excelentes resultados cuando usamos el aceite en las espaldas de nuestros caballos..." JE – Scottdale, Arizona.

"Para evitar que la piel se me deshidrate cuando viajo por avión uso una loción antiséptica de aceite del Árbol de Té. No sé qué me haría sin ella." BD – Capitán de Aerolíneas por 29 años.

"Hace como 4 años, entre los meses de mayo y junio, comenzamos a tener en nuestra casa infestaciones de los "gusanos besadores", conocidos también como cucarachas con naríz en forma de cono. Parecía que los insectos me picaban durante la noche mientras dormía. A la mañana siguiente tenía un abultamiento en la zona de la picada, que era doloroso y picaba. Me tardaba aproximadamente 2 ó 3 días en curar. Ninguno de los medicamentos que usaba para ese momento parecía ayudar, hasta que probé con el aceite del árbol de té. Cuando descubría la picada, me aplicada el aceite y me lo frotaba con alguna frecuencia. El alivio de la picazón ocurría casi de inmediato y al cabo de 6 a 8 horas la inflamación se había reducido. Definitivamente voy a tener siempre un frasco del aceite del árbol de té en mi gabinete de medicinas." DB – Fountain Hills, AZ.

Una nueva sugerencia recibida por un lector: "Una esponja marina puede ser usada en lugar de tampons par alas infecciones vaginales. Simplemente corte la esponja para que pueda ser insertada en su vagina. Cuando la esponja se llene, remuévala, enjuáguela bien con agua tibia y reinsértela. Al final del ciclo, la esponja debe secarse al sol. *Si no se hace de esta manera, pueden crecer bacterias debido a la humedad.* La esponja puede ser sumergida en el aceite del árbol de té (algunas gotas) diluído en agua para eliminar las bacterias, si esto llegase a ocurrir. La misma esponja puede ser usada por seis meses." NC – Radford, VA.

"Fuí a una tienda naturista local y encontré este increíble libro de bolsillo sobre Los Primeros Auxilios con Aceite del Árbol de Té. Yo particularmente he tenido dificultades para conseguir información sobre el tema en las bibliotecas locales...iluminar a la gente sobre este maravilloso recurso, lo mejor de la naturaleza...no puedo evitar sentirme felíz por ello. Uso los productos, muchas gracias por este maravilloso libro." VM

---

[7]Información suministrada por Thusrday Plantation, Inc., Santa Barbara, California.

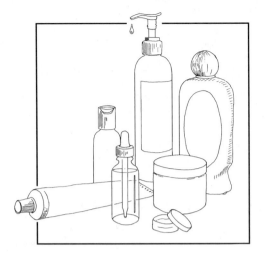

Capítulo Seis

Productos de Aceite del Árbol de Té

Verse Bien y Sano

Muchos fabricantes franceses de cosméticos y recientemente también compañías de los Estados Unidos están usando el aceite del árbol de té en productos de tocador y formulaciones cosméticas tales como bálsamo para los labios, lociones para el cuerpo, humectantes, desodorantes, gelatinas para la ducha, pastas de dientes, enjuagues bucales e hilos dentales. El aroma de especias del aceite del árbol de té agrega atractivo cuando se mezcla a jabones, champús, lociones y perfumes. Algunos de los salones mas elegantes de la ciudad de Nueva York están usando este aceite en las soluciones de remojo antes de hacer la manicure/pedicure. El aceite del árbol de té tiene propiedades antisépticas y fungicidas que ayudan a combatir las bacterias. El remojo en estas soluciones antes de hacer las manos y los pies ayuda también a eliminar el pie de atleta y los hongos de las uñas.

La crema de aceite del árbol de té ayuda a oxigenar las células de la piel mientras repara la piel dañada por el sol, el acné, la piel seca, hongos y muchas otras condicones. La piel adquiere una tersura juvenil. De hecho, el gobierno de los Estados Unidos ha aprobado su uso en formulaciones cosméticas. El aceite contiene muy bajos niveles de toxicidad y no es irritante cuando se usa en la mayoría de las zonas del cuerpo, dependiendo, calr, de la aplicación y el tratamiento ayudará en remover tejido muerto dejando salir al tejido sano a la superficie.

Cuidados de la Cara y de la Piel

En esta época hay cada vez más personas susceptibles a infecciones virales de la piel, tales como llagas. Las llagas generalmente aparecen alrededor de la boca y en la cara, y la persona está consciente de su aparición. Las llagas pueden ser controladas frecuentemente aplicando en la zona afectada unas gotas del aceite del árbol de té puro. El aceite ayudará también a que no se manifiesten de nuevo.

Las dermatitis, la piel seca, los hongos, los callos y los pie de atleta son sólo algunos de los problemas de piel que podríamos tener de vez en cuando. Generalmente la piel seca puede ser tratada usando una loción para el cuerpo que contenga el aceite, lo que ayudará a suavizar y a curar la piel maltratada. Baños de inmersión con aceite del árbol de té son terapéuticos y ayudan a suavizar los músculos cansados. Agregue diez (10) gotas del aceite a una bañera con agua tibia y sumérjase por unos veinte (20) minutos. No se necesita usar mucho aceite. Una vez hablé con una señora que vació una onza del aceite en agua caliente y se sumergió por una hora. Su piel estaba roja. Recuerde que poco es mejor.

Se sabe que el aceite del árbol de té puede penetrar hasta niveles celulares. Intente agregar diez gotas

"En casos de infecciones extensas o persistentes causadas por el hongo del pie de atleta los médicos prescriben con frecuencia un antibiótico oral llamado griseofulvina. Es muy caro, puede ser tóxico, debe ser tomado por períodos largos de tiempo especialmente en los casos de las uñas afectadas y muchas veces no produce los resultados esperados. El aceite del árbol de té es mas económico, seguro y efectivo, incluso en infecciones de las uñas."

— Andrew Weil, M.D.,
Natural Health, Natural Medicine

del aceite a su crema favorita pata ayudar a humidificar y suavizar su piel.

Aplique algunas gotas del aceite al área afeitada o después de depilarse con cera. Ayuda a bajar la piel irritada, inflamada y roja. Una loción que contenga aceite del árbol de té funciona muy bien en esos casos. Cuando el pelo crece hacia adentro, puede ser fácilmente eliminado aplicando el aceite en la piel. Este método es efectivo tanto para hombres como para mujeres.

Cuidados de las Uñas

En los últimos años se ha incrementado el número de casos de parioniquia, que es una infección causada por hongos y que aparece en las uñas de las manos y de los pies, y se debe principalmente a la popularidad de las uñas acrílicas, aplicaciones de uñas de seda y el uso de detergentes fuertes. Muchas mujeres se hacen las uñas cada dos semanas y puede ocurrir que al aplicarles las uñas la humedad se quede en la base de ellas. Si ello pasa, la uña se separará en aproximadamente una semana. Si se deja sin tratar, el hongo se puede desarrollar en tres etapas:

Etapa 1: Si existe humedad y la uña se despega y se deja sin tratar, crecerá una sustancia. Verde en la base de la uña.

Etapa 2: La base de la uña se vuelve verde oscura.

Etapa 3: La base de la uña se volverá negra. A veces una zona amarillenta indicará la Presencia de hongos.

Ha habido historias de horror de mujeres que se niegan a ser tratadas y piden en los salones que le corten la uña y le apliquen otra encima de ella. Un buen salón se negará a hacer esto debido a la mala condición de la uña. Se han visto resultados excepcionales cuando se aplica el aceite del árbol de té alrededor y debajo de la base de la uña afectada masajeando algunas gotas dos veces al día. En caso de moho, use un buen jabón de aceite del árbol de té o una mezcla de unas gotas del aceite en un jabón líquido. Masajee la uña y limpie los residuos. Es importante que la uña quede sin aceite para que la nueva uña pueda aplicarse apropiadamente. Para remover manchas de la uña, sumerja la uña en yodo y aceite del árbol de té. Al principio se secará con un color blanquecino, que deberá quitarlo de la uña.

Cuidados del Cabello

Tanto hombres como mujeres se hacen tratamientos del cabello, se lo pintan, se hacen permanentes, usan espumas y fijadores y se lo secan con aire caliente. No sólo estas cosas secan el cabello, pero el folículo piloso se puede tapar creando problemas posteriores de pérdida y cambio del grosor del pelo haciéndose más fino. Un champú de aceite del árbol de té o un champú natural con 2% del aceite (10 gotas por frasco de 8 onzas) ayudará a desbloquear los folículos, a humectar el cabello y a mantener la cabeza libre de bacterias y problemas con hongos.

El cabello seco requiere un champú muy suave sin detergentes: una solución al 2% del aceite el árbol de té en un champú humectante ayudará a desbloquear las glándulas sebáceas y estimulará la circulación de los propios aceites humectantes de la persona, así como ayudará a remover las células muertas.

Para cabellos grasosos se recomienda un champú humectante suave que ayudará a limpiar la cabeza de irritaciones producidas por bacterias y hongos y quitará también las células muertas.

El aceite del árbol de té mezclado con otros aceites esenciales es especialmente bueno para el tratamiento de la caspa. Algunos profesionales médicos listan infecciones, dietas mal balanceadas y una inadecuada estimulación nerviosa como algunas de las causas de la caspa. También contribuyen a ella una levadura que vive en el cuero cabelludo llamada *Pityrosporum ovale* y un hongo llamado *trichoplyton spp.* Hay muchos champús en el mercado con propiedades fungicidas y antibacterianas. El aceite del árbol de té constituye una alternativa natural. Estudios recientes indican que un grado farmacéutico del aceite del árbol de té en concentraciones bajas ayuda a eliminar bacterias y hongos del cuero cabelludo y también el Pityrosporum ovales. También hay reportes que el masaje del aceite del árbol de té en la cabeza ayuda a promover el crecimiento del pelo.

Tratamientos del Pelo en los Niños

Cuando mis nietos eran pequeños, mi hija me llamó a preguntarme si podía usar el aceite del árbol de té para tratar rozaduras de cuna. Le sugerí que mezclara una parte del aceite del árbol de té con diez partes de otro aceite, que podría ser el de almendras. Lo podía masajear suavemente en la cabeza del bebé y dejarlo allí por algunos minutos y después terminar usando un champú con aceite del árbol de té. Mi hija me llamó después de algunos días y me dijo que el problema se había solucionado.

Parece que a comienzos de cualquier año escolar se presentan muchos casos de piojos en la cabezas de los niños. Los piojos se ven como unos puntitos blanco-grisáceos que pican la cabeza, causando dolor y picazón. El problema persiste debido a la puesta de nuevos huevos aproximadamente cada dos semanas. Debido a que los piojos son muy contagiosos, se pueden extender rápidamente. Los piojos pueden transmitirse también por los peines, cepillos, sombreros, sábanas etc. Una vez hablé con una enfermera de una escuela de Dallas que me expresó su preocupación por el uso de champús con bases químicas, que es el tratamiento estándar para los piojos en los niños y se mostró muy contenta con la alternativa del uso del aceite del árbol de té como substituto natural para el tratamiento.

Este es el tratamiento recomendado para eliminar los piojos de la cabeza de los niños: Agregue de cinco a diez gotas del aceite del árbol de té puro al champú y lave la cabeza del niño, masajeando bien el cuero cabelludo. Haga esto todos los días hasta que se eliminen los huevos. Entre aplicaciones de champú, se pueden masajear unas gotas del aceite en el cuero cabelludo. No se lo enjuague. Para ayudar a evitar futuras infestaciones, los cepillos, peines, ropa de cama y toallas deben ser remojadas en una solución e ¼ de onza del aceite en un cubo de agua. También puede rociar la ropa con el aceite para ayudar a controlar el problema.

Higiene Dental

Muchos dentistas en Australia acostumbran a usar el aceite del árbol de té como enjuague bucal y también para esterilizar las caries antes de rellenarlas. Los estudios han demostrado que lavándose la boca dos veces al día con unas gotas del aceite del árbol de té ayuda a inhibir el crecimiento de las bacterias y reducen el sangramiento de las encías. También ayudan en el control de la placa.

Hay reportes que indican que el uso del aceite del árbol de té en higiene dental y en cirugías tienen alto poder antiséptico y es muy efectivo.

De acuerdo a C.J. Puotinen en *Nature's Antiseptics* [Antisépticos Naturales], si se mantiene una solución diluída dek aceite en la boca por el mayor tiempo posible antes de escupirla ayuda a evitar el sangrado de las encías, la inflamación y las infecciones de la boca.

Aceite del Árbol de Té en AROMATERAPIA

La aromaterapia es el uso de aceites esenciales que pueden producir cambios individuales extraordinarios a niveles físicos, emocionales, mentales o espirituales.

Un aceite esencial es una esencia altamente concentrada de una planta que generalmente es extraída por destilación a vapor. Los aceites esenciales pueden ser mezclados con aceites vegetales o alcohol, mezclados con lociones para dar masajes, baños de aceite, cosméticos y perfumes, usados también en mascarillas faciales, compresas, en saunas y difusores. Los aceites ayudan al balance, rejuvenecimiento y al estímulo del cuerpo y de la piel. Muchos productos de cuidados del cuerpo, tales como champús y cremas están siendo formulados con, al menos, 1% de una solución del aceite del árbol de té. Algunos consumidores tiene problemas con el olor penetrante del aceite, por lo que se han adicionado en algunos casos agua de rosa o jazmín en concentraciones pequeñas (0.3 al 0.5%).

Cada aceite esencial tiene su propia calidad. Los franceses han recopilado datos sobre el aceite del árbol de té a mediados de los años 80 (referidos en el Capítulo Siete, Guía del Practicante). Robert Tisserand, un aromaterapista inglés, ha mencionado el aceite del árbol de té en sus libros *Aromatherapy for Everyone* [Aromaterapia para todos] y *The Art of Aromatherapy* [El arte de la aromaterapia]. En el boletín Internacional Journal of Aromatherapy de Febrero 1988, el señor Tisserand identifica al aceite del árbol de té como uno de los aceites más importantes de los últimos años.

El aceite del árbol de té ha sido reconocido como un antiséptico y fungicida poderoso y se ha demostrado que es de doce a trece veces más potente que el ácido carbólico, que ha sido considerado como el mejor antiséptico del mundo. Esto nos indica que el aceite del árbol de té es excelente como una ayuda de primeros auxilios y alivia y controla los hongos de las uñas y de la piel. Como masaje puede ser mezclado con otros aceites esenciales para refrescar la piel y mantenerla limpia y saludable. Como baño de remojo, diez gotas del aceite en la bañera ayudará a aliviar los músculos y las articulaciones adoloridos, además de otras infecciones de la piel. Yo he aplicado algunas gotas en el humidificador de mi casa para mantener el aire limpio. También he colocado algunas gotas del aceite en un difusor que compré hace algunos años y el aroma es como estar en medio de una plantación de estos arbustos. Mi hija lo ha usado colocando unas gotas en un vaporizador que produce alivio cuando los niños se enferman.

Definitivamente el aceite del árbol de té puede ser añadido a la lista de aceites esenciales como uno de los contribuyentes a la aromaterapia. Recuerde almacenarlo y guardarlo en botellas de vidrio color ámbar y protegerlo de la luz y del calor. Consérvelo en un lugar fresco. Cuando es parte de lociones puede tenerse en botellitas de plástico. Refiérase al Capítulo Tres para más aplicaciones del aceite del árbol de té.

Productos que Contienen Aceite del Árbol de Té

JABONES – Los jabones que contienen aceite del árbol de té han demostrado ser muy efectivos para tratar problemas de piel, irritaciones y como antiséptico general. Mucha gente con piel sensible ha repostado que el jabón ha sido efectivo y suave sin causarles irritación de la piel. El uso diario de este tipo de jabones es beneficial para el tratamiento del acné, cortaduras, abrasiones, condiciones de los pies, infecciones por hongos e irritaciones.

CHAMPÚ – El champú con aceite del árbol de té es efectivo para el control de la caspa, cabezas que pican, hongos, piojos y seborrea (ver Capítulo Tres). Es recomendable el uso del champú diariamente o alternarlo con champús de orígen natural.

CREMAS ANTISÉPTICAS – Una crema antiséptica que contenga, al menos, un 5% del aceite del árbol de té ayuda a curar la pañalitis, las quemaduras por el sol, las cortadas, las picadas de mosquitos, las irritaciones, el pie de atleta y un gran número de otros problemas de la piel.

DUCHAS – Infecciones por levaduras y candida son más frecuentes hoy en día debido a los hábitos alimenticios, al estrés, a la acumulación de tratamientos con antibióticos, a condiciones de humedad, etc. (Ver el Capítulo Siete referente a los exámenes hechos por el Dr. Paul Belaiche de Francia en 1985). El producto en forma de supositorio puede ser usado vaginalmente y en el pasaje anal para tratar problemas como las hemorroides. Una solución al 2% del aceite del árbol de té en base de manteca de cacao ha sido efectiva para inhibir el crecimiento de infecciones sin afectar la flora natural del cuerpo. Úselo sólo bajo supervisión médica.

Duchas con el aceite del árbol de té se han usado para tratar infecciones. De ocho a diez gotas del aceite en una pinta de agua destilada o purificada en forma de duchas entre aplicaciones de supositorios ayudan a reducir la irritación, la incomodidad y la infección.

PASTA DE DIENTES CON ACEITE DEL ÁRBOL DE TÉ – Las pastas de dientes con aceite del árbol de té han probado ser efectivas para el tratamiento de la gingivitis, halitosis, control de la placa dental y piorrea, además de ayudar en las cirugías dentales (Refiérase al estudio de casos, Capítulo Siete)

ENJUAGUES BUCALES CON ACEITE DEL ÁRBOL DE TÉ – Los enjuagues bucales se han usado en la prevención de enfermedades periodontales y otras condiciones de la boca. Muchos dentistas australianos lo usan como enjuagues bucales y para esterilizar las caries antes de ser rellenadas. Los estudios han demostrado que enjuagando la boca dos veces al día con unas gotas del aceite del árbol de té ayuda a inhibir el crecimiento de bacterias, reduce el sangrado de las encías y controla la placa.

DESODORANTE CON ACEITE DEL ÁRBOL DE TÉ – Muchos productos desodorantes hoy en día contienen aluminio y otros ingredientes que pudieran no ser beneficiosos. Aquí, de nuevo, hay otro campo donde el aceite del árbol de té juega un papel importante como alternativa natural y sana. Como el aceite del árbol de té es de 10-13 veces más efectivo que el ácido carbólico (que fuese considerado como el antiséptico Número 1 del mundo), el desodorante con el aceite ayuda a minimizar las bacterias y las rozaduras por hojillas.

CHAMPÚS ANTI-PICAZÓN PARA MASCOTAS – Algunos casos de alergias en los animales causan prurito y picazón de la piel y los animales se rascan a veces hasta sacarse sangre. Un champú para mascotas que contenga aceite del árbol de té usado una ó dos veces por semana ayuda a aliviar la irritación, para el prurito, promueve una piel y pelo sanos y controla las pulgas. Asegúrese de dejar el champú actuar sobre el animal por tres a cinco minutos antes de enjuagarlo. Este producto es beneficioso para perros, gatos y caballos y es una excelente alternativa para los baños desinfectantes tóxicos aplicados en muchas clínicas veterinarias.

Para mas información con relación al uso de los productos de aceite del árbol de té en animales refiérase al Capítulo Cuatro, "Aceite del árbol de té para animales".

El Mercado

Hace algunos años, la división australiana de la Colgate-Palmolive ofreció un producto llamado Jabón Germicida "Protex", cuyo ingrediente principal era el aceite del árbol de té. Su slogan era, Se ha usted Protexgido esta mañana? La compañía hermana en los Estados Unidos quiso producir el jabón en masa pero no había disponibilidad suficiente del aceite en el mercado. Eventualmente la compañía australiana dejó de producirlo a favor de un jabón aromático.

Algunas compañías australianas y americanas están produciendo actualmente líneas enteras de productos con aceite del árbol de té adicionando el aceite a sus formulaciones existentes o nuevas. Cremas protectoras del sol, enjuagues bucales, pastillas para la tos, aceites para masajes, cremas y lociones que tienen el aceite están en los mostradores de muchas tiendas naturistas de salud y cuidados de la piel en todos los Estados Unidos. Una compañía en particular tiene mas de sesenta productos con el aceite incluyendo productos de limpieza biodegradables para las casas.

EL aceite del árbol de té ha sido usado también por quiroprácticos para el alivio de dolores musculares e irritaciones de la piel. El aceite ha sido usado en Australia por practicantes de medicina natural en distintos tratamientos. En Suiza es usado en algunos hospitales para el control de infecciones. En Australia una compañía industrial lo utiliza para ayudar a esterilizar sistemas de ventilación y aire acondicionado en edificios públicos como ayuda para el control de la Enfermedad de Los Legionarios.

Mientras tanto, el aceite del árbol de té se ha masificado en el mercado. Los salones de peluquería incluyen productos del aceite del árbol de té en champús. Se comienzan a recibir órdenes por correo. Con el aumento de consciencia con relación al uso de productos basados en hierbas, el futuro presenta muchas posibilidades para el mercadeo del aceite del árbol de té australiano.

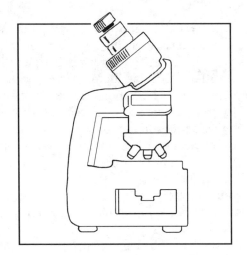

Capítulo Siete

Guía del Profesional de la Salud

Estudio de Casos

El estudio de Peña: Las infecciones por levaduras

En los últimos años de los 50 y comienzos de los 60, el Dr. Eduardo F. Peña, médico de profesión, investigó el efecto del aceite de la Melaleuca alternifolia en el tratamiento de la vaginitis por tricomonas y por candida.[8] Los estudios posteriores tuvieron como propósito observar los efectos secundarios y las irritaciones causadas por el uso del aceite y así poder determinar la concentración adecuada de éste para su uso eficaz y seguro. El resultado fue una emulsión formada por 40% de la solución del aceite de Melaleuca alternifolia Australiano con 13% de alcohol isopropílico. Esta emulsión especial produce una solución que puede ser mezclada con agua en todas sus proporciones, dándole un aspecto lechoso cuando es diluído.

El estudio fue llevado a cabo en 130 mujeres que padecían cuatro tipos de infecciones vaginales: 96 casos de trichomoniasis vaginal, casos severos de candidiasis y cervicitis y un grupo control formado por 50 mujeres que fueron tratadas con supositorios para el tratamiento de la trichomona. De las pacientes tratadas con el aceite del árbol de té todos los resultados fueron exitosos, presentando similaridades con el grupo control. Las curas clínicas de los 96 casos de trichomoniasis vaginal se lograron insertando un tampon saturado con 1% de una solución del aceite de Melaleuca alterniflora retirado después de 24 horas. Fueron recomendadas duchas vaginales diarias de una solución al 1% en un cuarto de galón de agua. El promedio de visitas para consultas de control fue de 6, miestras que el promedio de duchas vaginales por paciente fue de 42. Las pacientes hicieron comentarios sobre el olor a pino y el efecto relajante y refrescante del aceite del árbol de té. También se evidenció el hecho de que ninguna de las pacientes presentó irritación o sensación abrasadora.

El estudio clínico también demostró que el aceite del árbol de té es un fungicida y germicida penetrante con características adicionales de disolver pus y dedritus.

H.M. Feinblatt, 1960

Los tratamientos de los furúnculos con aceite de Melaleuca alternifolia aplicados dos ó tres veces por día producen resultados muy satisfactorios. Las curas fueron rápidas y no dejaron marcas ni cicatrices. Se cree que la causa de la cura de los furúnculos fue debida al alto efecto germicida del aceite en contra del *Staphylococcus aureus* en presencia de pus. No se observaron efectos tóxicos como resultado de estos tratamientos.[9]

M. Walker, Problemas de los pies, Abril, 1972

En estudios hechos en el año 1972[10] por el Dr. Walter en diferentes problemas de los pies, tales como pie de atleta, infecciones causadas por hongos, verrugas en las plantas y dedos de los pies y callos, fue usado el aceite del árbol de té en tres diferentes fórmulas: la primera como aceite puro; la segunda formada por 40% del aceite con 13% de alcohol isopropílico (lo que permite que el aceite se pueda mezclar con agua, llamándose a esta mezcla Melasol), y la tercera, 8% del aceite con lanolina y clorofila. El estudio fue realizado en 68 pacientes. Cuarenta de ellos fueron tratados con Melasol, veinte usaron el ungüento y ocho utilizaron el aceite puro. Los tratamientos duraron entre tres semanas y cuatro años. 58 de los 68 pacientes expresaron alivio a los problemas de sus pies en un período de seis años. Por lo menos cuatro diferentes problemas causados por hongos afiliados a pie de atleta respondieron bien al tratamiento con el aceite del árbol de té.

Belaiche, Primer estudio: Candidiasis (Candida albicans) Septiembre, 1985

El Dr. Paul Belaiche, Jefe del Departamento de Fitoterapia de la Facultad de Medicina de la Universidad de París ha trabajado en varios estudios que involucran el uso del aceite del árbol de té. Uno de esos estudios fue llevado a cabo en pacientes con candidiasis, una infección vaginal causada por *Candida albicans*.[11] Normalmente se encuentran niveles bajos de candida en la vagina y su crecimiento está bajo control de ciertas bacterias.

> *"Los aceites esenciales de la Melaleuca han entrado al grupo de los aceites esenciales más importantes y sobresale como un arma antiséptica y antifúngica de primer orden en la fito-aromaterapia".*
>
> — Dr. Paul Belaiche

Cuando las pacientes son tratadas con tratamientos de antibióticos, parte de estas bacterias "buenas" dejan de producirse y la candida entonces se multiplica y plorifera. Algunos de los síntomas y signos de la infección son picazón, descarga blanquecina y dolor.

El estudio del Dr. Belaiche se concentró en 28 pacientes que usaron supositorios del aceite del árbol de té insertados por vía vaginal todas las noches. A la semana una paciente tuvo que descontinuar el tratamiento por sensación de abrasión vaginal. Al cabo de treinta días, 21 de las pacientes mostraron recuperación y cura completa. Las 7 pacientes restantes estaban curadas clínicamente más no desde el punto de vista biológico. El Dr. Belaiche opina que el aceite del árbol de té es muy efectivo, menos irritante que otros aceites esenciales y más fácilmente tolerado por las membranas vaginales.

Belaiche, Segundo Estudio: Cistitis Crónica

A veintiseis pacientes femeninas, con un promedio de 39 años les fueron dadas una cápsula diaria del aceite del árbol de té por un período de tres meses. Este estudio fue doble ciego, donde habían dos lotes de 13 pacientes cada uno. Al lote A se le dieron 24 mg. De Melaleuca alternifolia diariamente – tres dosis de 8 mg. cada una antes de las comidas principales. El lote B recibió un placebo.

> *"De este primer contacto podemos pensar que los aceites esenciales de la Melaleuca alternifolia son eficaces para el tratamiento de la cystitis crónica por colibacilos."*
>
> — Dr. Paul Belaiche

Después de seis meses, el lote B no presentó mejoría, mientras que 7 de las 13 mujeres del lote A fueron curadas. 12

Vaginosis Bacteriana

Una paciente diagnosticada con vaginosis bacterial rehusó usar la droga farmacéutica recomendada en estos casos (metranidazole) y en su lugar decidió usar supositorios vaginales contentivos de 200 mg. De aceite del árbol de té. El tratamiento se prolongó por cinco días y cuando se le hizo un control al mes se encontró que estaba curada. El aceite del árbol de té demostró ser seguro y es una alternative no tóxica para la terpapia estándar con antibióticos. [13]

Estudio del Acné hecho por los Laboratorios Lederle y el Hospital Royal Prince Alfred, Otoño 1990

Peróxido de Benzoil Versus Aceite del Árbol de Té

En el otoño de 1990 se completó un estudio que compara el uso de una loción con base de agua de peróxido de benzoil al 5% con un gel conteniendo 5% del aceite del árbol de té[14]. De los 124 pacientes que participaron el este estudio cinco no lo completaron por estar en tratamiento con antibióticos por otras enfermedades. Sesenta y una personas formaban parte del grupo que utilizó el benzoil y cincuenta y ocho en el grupo del aceite del árbol de té. No se usó ningín tratamiento tópico para el acné en las dos semanas previas al estudio.

Debido a la diferencia en el color y el aroma de los dos tratamientos, el estudio que duró tres meses fue hecho basado en estudio simple a ciegas, y el investigador fue considerado "ciego" para tal propósito. Ninguno de los pacientes supo cual de los tratamientos estaba usando.

El estudio demostró que el gel con aceite del árbol de té era más efectivo en en tratamiento tópico del acné. Sin embargo, debido a que su acción fue más lenta, fue menos efectivo que la loción de benzoil. La acción del benzoil de puede deber a sus propiedades como agente queratolítico, que el aceite del árbol de té no posee.

A pesar de que la acción del aceite del árbol de té fue mas lenta, al cabo de un mes el 79% de los integrantes del grupo del benzoil experimentaron mucha resequedad, prurito, escozor, calentamiento y rojez, mientras que dichos efectos solo se observaron en el 44% de las personas integrantes del grupo del aceite del árbol de té, que además parece ser mejor tolerado por la piel de la cara.

Debido a que se usó un gel con el aceite del árbol de té a una concentración de sólo 5%, otro estudio será hecho con concentraciones mayores del aceite. De acuerdo a reportes anecdóticos, el acné ha sido tratado con éxito en el pasado usando concentraciones del aceite del árbol de té al 100%.

Este primer estudio fue para comparar el aceite del árbol de té con una preparación farmacológica común bajo control clínico. Es importante hacer notar que una compañía farmacológica grande estuvo encargada de estas investigaciones.

1991 Estudio del Aceite del Árbol de Té

Dr. Alvin Shemash, Médico de Familia

El aceite del árbol de té fue evaluado en 50 pacientes con problemas de piel escogidos al azar.[15] El objetivo de este estudio era en de confirmar la eficacia y seguridad del aceite del árbol de té de alta calidad. Diferentes variedades del aceite fueron usadas, incluyendo el aceite puro (100%), tabletas con 1% del aceite, algunas con hojas y cremas al 5%.

Los 50 pacientes participantes en este estudio fueron 18 hombres, 30 mujeres y dos niños, con edades comprendidas entre 4 y 93 años. Los tratamientos duraron entre una a cuatro semanas dependiendo de la gravedad de la condición a ser tratada. Un paciente se salió del estudio y otro lo descontinuó debido a la sensibilidad de la piel a la concentración del 100%, lo que le produjo eritema suave. Este fue el único efecto secundario reportado.

Los resultados obtenidos por el uso del aceite del árbol de té fueron sorprendentes. Todos los pacientes con excepción de uno se curaron o presentaron una marcada mejoría de la condición para los que eran tratados. El prurito disminuyó en el caso único de eczema que presentó resistencia al aceite. El doctor también apuntó que el aceite del árbol de té es natural, menos costoso, una alternativa eficaz a drogas y con menos efectos colaterales.

La siguiente tabla resume las condiciones que fueron tratadas:

Condición	No. de Pacientes	Producto Casos
Acné ligero de la espalda y cara	8	Crema
Monilia de la garganta y boca	13	Tabletas
Irritaciones de la piel por monilia	6	Crema
Dermatitis no específica, eczema	4	Aceite/Crema
Pústulas infectadas	1	Aceite
Úlceras en la boca (llagas)	3	Aceite
Herpes simplex – en la cara y labios	6	Aceite
Hongos de las uñas, tiña cruris, pedis y barbae	7	Aceite/Crema
Número total de pacientes	48	

Clinica de Entrenamiento en Podología, Sydney, Australia

Estudio Geriátrico

El Dr. Jill Fogarty, del Hospital Royal North Shore de Sydney complete un estudio usando lociones para la cara y cuerpo conteniendo 5% de una solución del aceite del árbol de té. El propósito del estudio era el de comparar las lesiones de la piel de las piernas de pacientes geriátricos y diabéticos. Las 70 personas participantes en este estudio sufrían de piel seca o de enfermedades debilitantes como diabetes.

Se les pidió a los pacientes que usaran la crema por un período de 25-26 días pero solamente en una pierna. Se observó una diferencia bastante marcada entre la pierna que recibió el tratamiento y la que no. La piel seca se hizo más suave, las grietas se curaron y desaparecieron. El potencial de las características del aceite del árbol de té como bactericida y emoliente fue claro. Este estudio es de mucha importancia por la edad de los participantes cuya piel es más frágil y se daña con mas facilidad, y con frecuencia es de difícil cura.

Tratamiento de Hongos en Las Uñas: Comparación de Dos Preparaciones Tópicas

D.S. Buck, D.M. Nidorf, y J.G. Addino[16]

Los tratamientos estándard de las infecciones de las uñas causadas por hongos, conocidas como onicomicosis incluyen debridar (retirar cualquier material extraño, muerto o tejidos dañados), medicación tópica y terapias sistémicas. Este estudio quiere demostrar la eficacia y tolerancia de las aplicaciones tópicas de soluciones de clortrimazol al 1% comparadas con el uso de la Melaleuca alternifolia (aceite del árbol de té) al 100 % en el tratamiento de la onicomicosis.

Durante los seis meses de la prueba doble/ciega, 117 pacientes controlados y escogidos al azar que presentaban onycomicosis distal hiponiquial (por debajo de las uñas) recibieron aplicaciones dos veces al día de una solución al 1% de clortrimazol (CL), que es una droga antifúngica tópica, o aceite del árbol de té al 100% (TTO). Se desbridaron las zonas afectadas y se llevaron controles clínicos a los 0, 1, 3 y 6 meses. Se obtuvieron cultivos a los 0 y 6 meses. Después de ese período de tiempo las curas de los dos grupos fueron comparadas (CL= 11%, TTO=18%). Después de tres meses hubo reportes que expresan que aproximadamente la mitad de cada grupo continuaba mejorando o ya se había curado.

Se concluyó que mientras otras terapias tienen un alto índice de recurrencia, el uso de preparaciones tópicas conjuntamente con el debridamiento de la zona afectada es el tratamiento inicial adecuado. La terapia tópica, incluyendo las dos preparaciones usadas en el estudio, mejora la apariencia y los síntomas de las uñas, mientras que las terapias orales tienen la desventaja de su alto costo y de los efectos secundarios severos.

Este estudio refuerza la necesidad de usar una concentración potente y alta (en este caso del 100%) del aceite del árbol de té para producir mejores resultados a corto plazo y mejor eficacia a largo plazo. En niños y en aquellas personas con sensibilidad de la piel, una solución al 70% podría ser tolerada.

Estudios en Animales: Clínica Veterinaria St. Ives, Australia; Primavera 1988

En los últimos dieciseis a dieciocho meses fueron prescritos tratamientos para este ensayo usando un champú con aceite del árbol de té para una gran variedad de casos y problemas de la piel de los animales, la mayoría de ellos de orígen alérgico y son signos de prurito: La superintendente Annabelle Olsson reportó que los tratamientos con el champú de aceite del árbol de té fueron muy exitosos en los casos de prurito donde éste fue controlado o disminuyó en 80%. Ella también notó que los baños regulares con el champú disminuyeron la población de pulgas y mejoró el aspecto del pelo de los animales.

Los siguientes casos son los resúmenes de los exámenes en animales reportados por la Sra. Olsson:

Cobrador Dorado, hembra castrada de 6 años de edad.
Historia: eczema y pulgas.
Terapia: Champú de aceite del árbol de té una vez por semana. En dos semanas se observó mejoría de la condición del pelo. Enjuagues antipulgas se usaron cada dos semanas.

Gato, macho castrado de 10 años
Historia: Dermatitis crónicas con "hot spots" detrás de las orejas.
Terapia: Champú de aceite del árbol de té cada una o dos semanas. También aplicación del aceite del árbol de té directamente sobre el pelo. La dermatitis se redujo asombrosamente.

Australian Cattle Dog, hembra castrada de 4 años de edad
Historia: Alergia a pulgas y trauma.
Terapia: Champú de aceite del árbol de té una vez por semana. La presencia de pulgas se ha minimizado en los

últimos seis meses.

Pequinese, macho de 14 años

Historia: lesiones micóticas del cuello y pecho

Terapia: Champú de aceite del árbol de té diariamente. Aplicación del aceite del árbol de té después de los baños. Mejoría asombrosa en cinco días. Las lesiones desaparecieron en tres semanas.

Cocker Spaniel/Poodle. Macho de 8 años

Historia: Dermatitis alérgica crónica por pulgas. El animal se muerde la cola.

Terapia: Cepillado con yodo y aplicación del champú del aceite del árbol de té semanalmente. Los problemas se redujeron en dos semanas.

Cobrador Dorado, hembra castrada de 9 años de edad

Historia: Perro muy nervioso con alergias en la piel. Muchas pulgas en el verano.

Terapia: Champú de aceite del árbol de té dos veces por semana. El propietario del animal descontinuó el tratamiento a pesar de las recomendaciones del veterinario.

Labrador/Setter, macho, de 8 años

Historia: Prurito crónico y pérdida de pelo en las ancas, flancos, muslos y abdomen

Terapia: Champú de aceite del árbol de té semanalmente. En tres semanas el pelo comenzó a crecer de nuevo. A los seis meses el perro tiene la piel y pelo saludables y se baña regularmente con el champú del aceite del árbol de té.

Gato, macho castrado, de 14 años de edad

Historia: Dermatitis alérgica por pulgas.

Terapia: Champú de aceite del árbol de té 1-2 veces por semana. El pelo comenzó a crecer de nuevo al cabo de dos semanas.

Debemos hacer notar que en todos los casos los animales habían sido tratados previamente con drogas como monestral o prednisolona. En algunos casos los esteroides fueron continuados por un corto período de tiempo. Mantenimientos preventivos incluyendo dietas saludables y un ambiente más limpio fueron parte importante en todo el proceso de recuperación y curación de los animales.

Datos clínicos de las investigaciones

Fuente: Carson, C.F., B.D. Cookson, H.D. Farrelly, y T.V. Riley. "Susceptibilidad del methicillin-resistant *Staphylococcus aureus* resistente a la meticilina frente al aceite esencial de Melaleuca alternifolia." *Journal of Antimicrobial Chemotherapy*, 1995. 35:421-424

Los pacientes de los hospitales son suceptibles de contagiarse con infecciones bacterianas que pueden ser transmitidas por el personal de los centros de salud. Una de las bacterias más comunes que se transmiten es la *Staphylococcus aureus*. Se hicieron pruebas de resistencia de la bacteria a los antibióticos. Se agregaron diluciones de 0.2% - 2.0% del aceite del árbol de té a los cultivos de la bacteria y su crecimiento fue medido. La dosis efectiva del aceite del árbol de té para inhibir la bacteria fue de 0.25% y la dosis efectiva para matarla fue de 0.5%. Sólo en algunos casos se observaron efectos secundarios de irritación de la piel. Estos resultados in-vitro sugieren que el aceite del árbol de té puede ser de utilidad en el tratamiento de portadores de MRSA.

Fuente: Carson C.F. et al. "Susceptibilidad del acne por Propionibacterium frente al aceite esencial de Melaleuca alternifolia ." Carta en *Applied Microbiology*, 1994. 19(1):24-25.

Acné porr Propionibacterium : La bacteria asociada con el acne fue susceptible in vitro al aceite del árbol de té. Sin embargo los productos para la piel no fueron tan efectivos como el peróxido de benzoil. Las concentraciones mínimas inibitorias (cmi) fueron difíciles de establecer para los aceites esenciales porque causaban turbidez cuando se introducían en los medios de cultivo. Esta es la razón por la que ,los investigadores se vieron limitados a analizar las concentraciones mínimas bactericidas (CMB) del producto .

Fuente: Carson, C.F., T.V. Riley. "Actividad antimicrobiana de los principales componentes del aceite esencial de la Melaleuca alternifolia." *Journal of Applied Bacteriology*, 1995b. 78(3): 264-269.

La actividad antimicrobiana de ocho componentes del aceite

del árbol de té fueron evaluados usando los métodos de difusión en discos y microdilución en caldos de cultivo. También se hicieron intentos para evitar los problemas que se encuentran cuando hay solubilidad limitada en medios acuosos. El método de difusión en discos fue usado para determinar la susceptibilidad de los microorganismos al 1,8-cineole, al 1-terpinen-4-ol, al rho-cymene, linalool, alpha-terpineno, gamma- terpineno, alpha-terpineol, y terpinoleno. Este método no puede reproducirse pero es considerado de utilidad para observar la actividad antimicrobiana.

Terpinen-4-ol tuvo actividad contra todos los organismos probados; el linalool y el alpha-terpineol presentaron actividad contra todos los organismos excepto *Pseudomonas aeruginosa*; el rho-cymene no present'o actividad antimicrobiana. Las concentraciones mínimas inhibitorias y las concentraciones mínimas cidal de cada componente que actúa sobre *Candida albicans*, *Escherichia coli* y *Staphylococcus aureus* fueron determinadas usando el método de microdilución en caldo de cultivo. Las modificaciones de este método evitan los problemas que se producen por la solubilidad y turbidez y permiten la observación de la actividad microbiana de cada uno de los componentes que pueden ser reproducidas cuantitativamente. Se llegaron a acuerdos respecto a las concentraciones mínimas inhibitorias y las zonas de inhibición. Los resultados de este estudio tendrán implicaciones en el futuro desarrollo del aceite del árbol de té como agente antimicrobiano.

Fuente: Smith, Martha D., Patricia L. Navilliat. "Un nuevo protocolo para probar los efectos antimicrobianos de los aceites." *Journal of Microbiological Methods* 28 (1997) 21-24.

Este estudio concierne las pruebas de los niveles bactericidas del aceite destilado del árbol de té *(Melaleuca alternifolia* y *M. linariifolia)* para el reconocimiento por la FDA (Oficina de Administración de Alimentos y Drogas) como un aceite de uso tópico seguro y efectivo. Será el antiséptico tópico natural a ser reconocido. Las dificultades al examinar el aceite del árbol de té es que no es soluble en agua y flota en los medios bacterianos. El método propuesto por la FDA se usa en sustancias solubles en agua o mezcladas con un neutralizador químico.

El protocolo establecido con esta nueva prueba permite examinar el aceite en su forma insoluble en agua usando un solvente no tóxico. El aceite del árbol de té cumplió con los requerimientos bactericidas de la FDA de 3 $\log_{10}$ que matan *Pseudomonas aeruginosa, Staphylococcus aureus,* y *Escherichia coli.* Estos tres organismos fueron seleccionados por la FDA debido a su prevalencia y su potencial amenazador de la vida. Los autores han pedido a la FDA que incluya este nuevo protocolo en la propuesta 21 CFR 333.71 (d) ii, "Bactericidal Assay Procedures"[Procedimientos para Pruebas Bacteriológicas], en las monografías de pruebas para Productos y Drogas Antisépticas de Primeros Auxilios.

Fuente: Bishop, C.D. "Actividad antiviral del aceite esencial de la Melaleuca alternifolia (Maiden and Betche) Cheel (Aceite del árbol de té) contra el virus del mosaico del tabaco." *Journal of Essential Oil Research,* 1995. 7: 641-644.

En este estudio antiviral el aceite del árbol de té se usaron plantas de *Nicotinia glutinosa* a las que le fue inoculado el virus del mosaico del tabaco en concentraciones de 100, 200 y 500 ppm. El aceite del árbol de té redujo el número de virus en las lesiones inducidas de las plantas. No se sabe si este efecto se deba a los efectos antivirales atribuídos al gran contenido de terminen-4-ol del aceite del árbol de té o si los aceites esenciales tienen la capacidad de interactuar con el virus.

Fuente: *Tea Tree Oil News;* the Main Camp Tea Tree Oil Group Newsletter; November/December 1996 - January 1997. Un estudio de colaboración entre el Australian Tea Tree Oil Research Institute (ATTORI) y la University of Western Sydney (UWS).

La enfermedad de los Legionarios (o legionelosis) es una forma de neumonía causada por la *Legionella pneumophila,* comúnmente contagiada a través de la inhalación de pequeñas partículas de agua de sistemas de aire acondicionado mal diseñados o mantenidos. Esta forma de neumonía es tratada normalmente con antibióticos, y puede llegar a ser fatal, especialmente en personas de más edad. Pruebas in-vitro llevadas a cabo con los colaboradores señalados anteriormente indican que concentraciones tan pequeñas como 0.1% del aceite del árbol de té en el campo principal farmacéutico mata a esta bacteria. ATTORI espera que estos estudios sean de importancia y tengan influencia en los sistemas de producción de aire.

Fuente: Williams, Dr. Lyall; Vicki Home. Escuela de Química, Macquarie University, Sydney, NSW, Australia. "Un estudio comparative de algunos aceites esenciales para su uso potencial en aplicaciones tópicas para el tratamiento de la *Candida albicans*."[17]

A pesar de que la actividad de algunas drogas antifúngicas sintéticas son más fuertes que el aceite del árbol de té contra la Candida albicans, muchas de las infecciones vaginales son el resultado de contamienación de bacterias y levaduras. En estos casos, el aceite del árbol de té tiene un espectro amplio de actividad contra ambas, adicionalmente a las propiedades de estabilidad y de no ser irritante y se recomienda incorporarlo en formulaciones para el tratamiento de problemas vaginales. Los niveles efectivos del aceite del árbol de té para el tratamiento de la Candida albicans son de 3 a 5%.

Fuente: Tisserand, Robert. *The International Journal of Aromatherapy*, February 1988. Referencia en el artículo por Frank Murray, "Vitaminas/Suplementos," *Better Nutrition for Today's Living*, Vol. 56, No. 4, April 1994.

Tisserand dice que el aceite del árbol de té pasó todas las pruebas de Kelsey-Sykes, que es el exámen para antisépticos más riguroso que existe, y probó ser efectivo tanto en vivo como in vitro en contra de la Candida albicans, el Staphylococcus aureus, E. coli, tiña, bacterias Streptococcus, e in vitro, entre otros contra *pseudomonas aeruginosa* (organismos de pus azul), pneumococcus,y diphtheria.

Fuente: "El Aceite del Árbol de Té como un Producto de Conservación Efectivo". *Tea Tree Oil News*, Ballina, NSW, Australia, Número 3, May 1995.

Los componentes de muchos de los productos cosméticos no son todos naturales y se les adiciona un preservativo para evitar que se formen bacterias y hongos, que disminuiría su tiempo efectivo. En el año 1995, en la Conferencia sobre Cosméticos que se llevó a cabo en París, Francia se presentó la información del aceite del árbol de té como un preservativo muy efectivo. Un gran número de formulaciones cosméticas han estado usando el aceite del árbol de té a una concentración de 0.5% con esos propósitos, lo que elimina el olor tan penetrante del aceite. Los protocolos tópicos de la Pharmacopeia Británica 1993 fue usada como guía en estos estudios que incluyeron además E. coli combinados con BP y las pruebas USP XX11.

El estudio concluyó que el aceite del árbol de té puede ser usado en los cosméticos como una alternativa segura como preservativo sin necesidad de usar ingredientes artificiales.

Fuente: Blackwell, Rosalind. "Una Mirada a los Aceites Aromáticos: Lavanda y Árbol de Té," *British Journal of Phytotherapy*, Vol. 2, No.1, 1991, ppg. 25-30.

Investigaciones indicant que el aceite del árbol de té es particularmente efectivo cuando se tratan infecciones internas del intestino por Candida albicans. Para información adicional sobre este tema, revise : Pénoël, D., "The see Place of Essential Oil of Melaleuca alternifolia in Aromatic Medicine.", presentado en el Simposium sobre Aceite del Árbol de Té, en la Universidad Macer, Sydney, Australia, 1990, o Pénoël, D., Franchomme, P., *L'Aromatherapie Exactement*. Roger Jollois, Paris, 1990.

Reportes de Toxicidad

Karen Cutter, una naturalista de Sydney, Australia, tomó 120 gotas del aceite del árbol de té diariamente por más de tres meses para demostrar que las dosis recomendadas por ella a sus pacientes asociados con Sida y con Candida sistémica (60 gotas diarias por períodos de seis meses)no tenían efectos colaterales. Sin embargo, este tipo de tratamientos no son recomendados a menos que sean bajo control de un medico.

Fuente: "Toxicidad del Aceite Esencial de la Melaleuca alternifolia o Aceite del Árbol de Té," *Clinical Toxicology*, 33a: (2), 193-194 (1995).

El aceite del árbol de té contiene más de 100 componentes orgánicos. Los estándares australianos (AS 2782-1985) solo menciona dos de estos compuestos: el terminen/4/ol, un componente antimicrobiano que compromete el 30% del aceite, y 1.8/cineole, que no excede del 15%. El papel del cineole está menos definido y se le conoce como irritante de la piel, especialmente en concentraciones elevadas. Hay poca información sobre el resto de los compuestos. Actualmente se encuentran muchos productos en el Mercado que contienen el aceite y el problema radical en que no hay suficiente información sobre su toxicidad, la que puede ser posible debido a la naturaleza lipofílica del aceite y su propiedad de penetrar la piel.

Fuente: *Tea Tree Oil News*. August/September/October 1996.

En los años 1980 se realizaron estudios toxicológicos auspiciados por la Asociación de la Industria del Aceite del Árbol de Té Australiano. Los resultados indicaron que el aceite del árbol de té limpio al 100% tiene una DL_{50} en ratas de 1700 mg/Kg con efectos tóxicos moderados cuando se aplica internamente, por lo que no se recomienda su uso de esa forma. Diluído puede ser usado para enjuagues bucales, pastas de dientes, lozenges, bálsamos para los dientes y para el tratamiento de úlceras de piel.

Fuente: Del Beccaro, Mark A., M.D., Departamento de Pediatría, [Hospital de Niños y Centro Médico] Children's Hospital & Medical Center, University of Washington, Seattle, WA 98105.[18]

Un niño de 17 meses de edad ingirió un poco menos de 10 ml.(aproximadamente 1-3 onzas) del Aceite del árbol de té australiano al 100%. Pasados 10 minutos, el niño estaba adormecido, aparentemente inestable e incapacitado de sentarse o caminar. No tenía dificultad para respirar. El niño fue llevado al hospital de emergencias y se notó que tenía ataxia (falta de control muscular) y quejoso. Fue admitido en el hospital para observación y estaba claro y libre de síntomas al cabo de tres horas. No se le dio ningún tratamiento especial, solamente carbón activado.

Fuente: Jacobs, M.R., C.S. Hornfeldt. *Journal of Toxicology - Clinical Toxicology*, 1994. 32(4):461-4. Comment by C.F. Carson, B.Sc.Hons and T.V. Riley, Ph.D. in: *Journal of Toxicology - Clinical Toxicology*, 1995. 33(2):193-4.

En un estudio de dermatitis causada por la aplicación tópica del aceite del árbol de té, ésta fue exacerbada por ingestión del producto. En otro caso, un hombre de 60 años ingirió la mitad de una cucharada del aceite del árbol de té, resultando una erupción drástica de la piel y malestar, a pesar que el paciente expresó haberlo ingerido con anterioridad sin tener efectos secundarios. En un tercer caso, la ingestión de media taza del aceite resultó en un cuadro comatoso por 12 horas, seguido de un estado de semi-conciencia de 36 horas.

Fuente: Jacobs, M.R., C.S. Hornfeldt. *Journal of Toxicology - Clinical Toxicology*, 1994. 32(4):461-4. Comentario en: *Journal of Toxicology - Clinical Toxicology*, 1995. 33(2):193-4.

Un niño de 23 meses de edad ingirió menos de 10 ml de T36-C7 (un producto comercial que contiene 100% del aceite de Melaleuca). Al cabo de treinta minutos el niño no podía caminar. Fue llevado al hospital y su condición mejoró. Después de 5 horas ya no tenía síntomas. El aceite de Melaleuca contiene 50-60% de terpenos y alcoholes relacionados. Las experiencias clínicas con productos que contienen aceite de Melaleuca son limitados. Sin embargo, este caso sugiere que la ingestión de cantidades moderadas de las formas concentradas del producto pueden presentar signos de toxicidad.

Fuente: Knight, T.E., M.D., B.M. Hausen, Ph.D. "Dermatitis por el Aceite de Melaleuca (aceite del árbol de té)." *Journal of the American Academy of Dermatology*, 1994. Mar. 30(3):423-7.

Por un período de tres años se examinaron siete pacientes que llevaron un parche de prueba con Finn Chambers en una solución al 1% (vol/vol) del aceite de Melaleuca y soluciones al 1% (vol/vol) de 11 de sus compuestos constituyentes. El objetivo de estas pruebas era el de determinar cuál de los compuestos que constituyen el aceite de Melaleuca era el causante de los eczemas alérgicos por contacto en estos pacientes. Todos los pacientes de habían estado aplicando una mezcla comercial para condiciones de la piel conteniendo 100% del aceite del árbol de té, recomendados para el tratamiento de hongos en los pies, picadas de insectos, irritaciones, rascados de perros y granos en las piernas. Al principio todos los pacientes presentaban dermatitis exzematosa y tenían placas eritematosas, edema y costras. De los siete pacientes reactivos a la solución al 1% del aceite de Melaleuca, seis reaccionaron al limoneno, cinco al alfa-terpineno y al aromadendreno, dos al terpinen-4-ol, uno al p-cymene y uno al alfa-felandrene. Todos los pacientes habían usado el aceite de Melaleuca al 100% de pureza en la piel que ya estaba dañada. Otros productos de Melaleuca que tienen concentraciones menores del aceite usadas en pieles sanas no presentan reacciones de sensibilidad.

Fuente: van der Valk, P.G., A.C. de Groot, D.P. Bruynzeel, P.J. Coenraads, J.W. Weijland. "Eczema Alérgico por contacto debido al uso del aceite del árbol de té ." [Dutch] *Nederlands Tijdschrift voor Geneeskunde*, 1994. Apr. 16;138(16):823-5.

Una dermatitis alérgica por contacto debido al aceite del árbol de té fue diagnosticada en cuatro pacientes, tres mujeres con edades 45, 29 y 52 años y un hombre de 45 años. El aceite del árbol de té que está disponible en Holanda es destilado de la Melaleuca alternofolia y frecuentemente contiene también eucalipto. El eucalipto es probablemente el más alergeno.

Fuente: "Toxicitdad del Aceite de Melaleuca y de otros Aceites Esenciales Relacionados Aplicados tópicamente en Perros y Gatos." *Veterinary and Human Toxicology*, 36(2) April 1994.

Gatos y Perros: Los signos clínicos más típicos en casos de toxicidad por el aceite del árbol de té incluyen depresión, tremores musculares, incoordinación y debilidad. Estos síntomas ocurren por el uso inapropiado o erróneo de los productos que contienen el aceite, principalmente por aplicaciones locales o sumersiones del animal en concentraciones 10 a 20 veces por encima de las recomendadas. El uso de concentraciones por encima de las recomendadas por el fabricante puede producir toxicidad en perros y gatos.

Fuente: Tisserand, Robert. *The International Journal of Aromatherapy*, February 1988. Referencia en un artículo de Frank Murray, "Vitaminas/Suplementos," *Better Nutrition for Today's Living*, Vol. 56, No. 4, April 1994.

El contenido químico del aceite del árbol de té tiene un alto porcentaje de terminen-4-ol, un alcohol que constituye parte del 35% de los aceites de mejor calidad. Tisserand dice que no existen datos registrados sobre la toxicidad el aceite del árbol de té, pero el alcohol mencionado anteriormente podría darle al aceite una toxicidad entre 3 y 5 – "datos dentro de buena seguridad".

Datos de Seguridad

Identificación

Nombre del Producto: Aceite de Melaleuca alternifolia

Sinónimos: Aceite del Árbol de Té

Composición Química: Aceite esencial conteniendo

terpinen-4-ol, 1,8-cineole,
p-cymene, etc.

Datos sobre la composición física y química

Estado físico:	Liquido
Color:	Incoloro hasta Amarillo pálido
Olor:	Alcanforado
Gravedad Específica:	20/20° C: 0.890 hasta 0.906
Índice de Refracción:	A 20° C: 1.475 hasta 1.482
Solubilidad:	Insoluble en agua/soluble en alcohol
Punto de Ebullición:	No ha sido determinado
Densidad de Vapor:	(Air=1) >1
Valor de Saponificación:	2-3
1,8 Contenido de Cineole:	No debe exceder 10%
Contenido deTerpinen-4-ol:	Por lo menos 36%

Datos de incendios y peligros de explosiones

Punto de Flash (tapa abierta):	140° C
Método de extinción:	Espuma química seca
Procedimientos especiales en caso de incendio:	No se conocen
Incendios inusuales y Peligros de Explosión:	No se conocen

Datos de Reacción

Estabilidad:	No presenta reacciones peligrosas significativas. Es estable aún a temperaturas y presiones elevadas.
Incompatibilidad:	Solvente – Evite el contacto con plásticos, con pinturas con base de aceite, con tinta, etc. Y no lo guarde en recipientes plásticos.
Peligros de la Polimerización:	No ocurre.

Datos sobre la toxicidad y Peligros para la Salud

Toxicidad: No han sido reportados casos de toxicidad aguda o crónica.

Peligros para la Salud: Vea los datos de los estudios clínicos.

Primeros Auxilios: Contacto con los ojos – Irrigarlos con agua

Irritación de la piel—lavarla con agua y un jabón suave.

Ingestión—beba grandes cantidades de agua

Información de Protección Personal

Respiratorio: No fue requerido

Ventilación: Buena ventilación del local, salidas de ventilación adicionales opcionales.

Guantes de protección: Guantes resistentes al aceite opcionales.

Protección de los ojos: Lentes de seguridad opcionales.

Otros equipos de protección: No fue requerido

Precauciones Especiales para el Manejo y Almacenamiento

El almacenamiento del aceite debe ser en envases de acero inoxidable o vidrio color ambar. Concentraciones del aceite hasta un 20% también pueden ser almacenadas en Polipropileno, PBC, PET y otros laminados, aunque el acero inoxidable y vidrio color ambar son los más recomendados. Los envases deben ser tapados muy bien y mantenidos en un lugar fresco.

---

[8] *Obstetrics and Gynecology*, Junio 1962.

[9] Journal of the National Medical Association [Revista de la Asociación Médica Nacional], 1960. 52(1):32-34

[10] Current Podiatry [Podiatría Actual], Abril 1972

[11] *Phytotherapie*, Vol. 15, 1985.

[12]*Phytotherapy*, Septiembre 1985. No. 115, pp. 9-11

[13]*Lancet*, Diciembre 8, 1989.

[14]*Medical Journal of Australia*, Vol. 153, No. 8

[15] En cooperación con William Mayo, PhD., Presidente de la Sociedad Americana para la Educación Ambiental.

[16]Journal of Family Practice [Revista de Prácticas de Familia], 1994. Jun; 38(6): 601-5.

[17]*Australian Journal of Medical Herbalism*, Vol. 7(3), 1995

[18]*Veterinary and Human Toxicology* [Toxicología Veterinaria y Humana] 37(6), Diciembre 1995

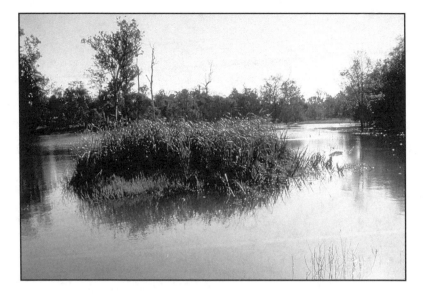

El ambiente natural de la Melaleuca alternifolia (Arboles de Té).

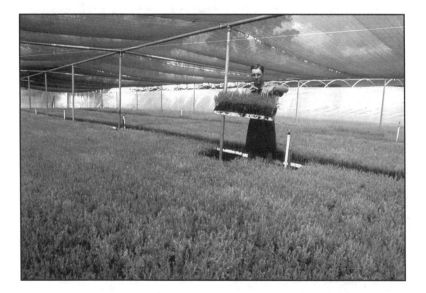

Vivero: Semilleros en un ambiente controlado
cercano al lugar de plantación externa.

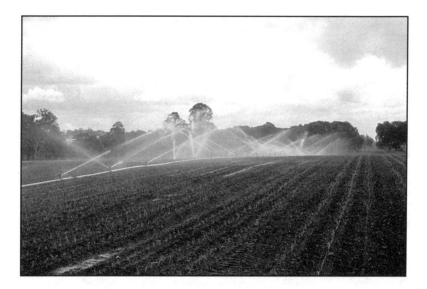

Irrigación de las plantas cultivadas.

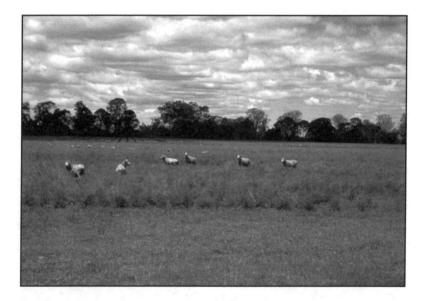

Uso de ovejas para controlar las malezas
(en lugar de químicos).

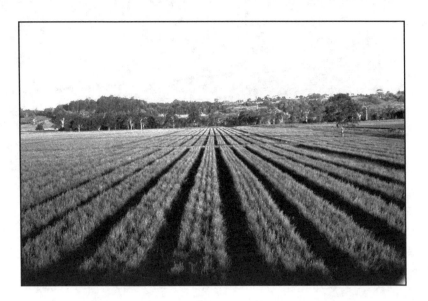

Plantación. Arboles listos para ser cosechados.

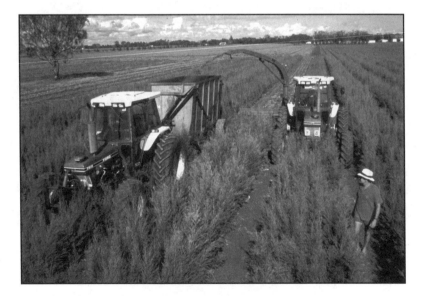

Cosecha de los árboles.
El nuevo crecimiento es cosechado cada 12 meses.

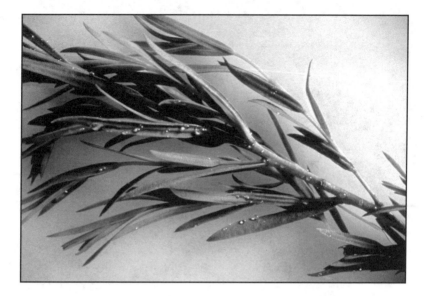
Hojas del Arbol de Té con gotas de aceite.

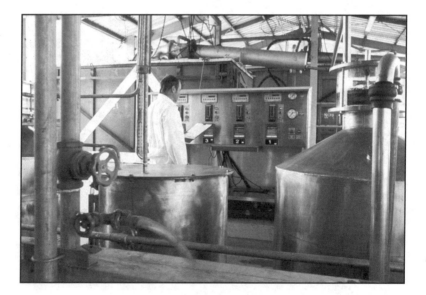
Destilación por vapor de las hojas para la extracción del aceite.

Apéndice A

Glosario de Términos

Antiséptico - Solución usada para limpiar la piel de los humanos y animales y ayudar a prevenir infecciones de la sangre (sepsis).

Artritis - Inflamación de las articulaciones. Inflamación, enrojecimiento de la piel y problemas con el movimiento. Dos tipos: 1) ósea; enfermedad crónica que involucra a las articulaciones, especialmente aquellas que soportan más peso 2) reumatoide; enfermedad crónica caracterizada por cambios inflamatorios en las articulaciones que pueden resultar en tullimiento.

Callo (Clavo) - Area de piel dura y engrosada en o entre los dedos de los pies. Pueden tener la forma de pirámide invertida y puede presionar las capas mas profundas de la piel causando dolor.

Candida albicans - Es una estructura oval tipo levadura y parecida a los hongos que reside en la vagina y en el tracto alimenticio. El resultado puede ser una *candidiasis* que se presenta con mas frecuencia en las zonas húmedas del cuerpo, tales como la boca, los pulmones, la vagina, la piel, las uñas y los intestinos. Cuando ocurre en la boca se le conoce tambien como *muguet*.

Capuchón de cuna - Dermatitis del recién nacido que aparece con mas frecuencia en el cuero cabelludo, la cara y la cabeza. Son lesiones gruesas tipo costrosas amarillentas que se desarrollan en lla cabeza y los raspados se observarán detrás de las orejas.

Carbunco – Es un grupo de furúnculos con múltiples canales de drenaje. Es causado por *staphylococcus aureaus* . Generalmente termina con la caída y muda de la piel. Se caracteriza por nódulos dolorosos cubiertos por piel enrojecida que se convertirá en piel fina con descargas de pus. Generalmente se localiza en la nuca, en la parte superior de la espalda y en el trasero.

Caspa – Cuero cabelludo con escamas que pueden sedr casuadas por infección, una dieta pobre y mala circulación, estimulación inadecuada de los nervios o levaduras (Pityrosporum ovale) que viven en la cabeza y/o por hongos(trichoplyton spp).

Culebrilla (Herpes Zoster) – Infección viral del sistema nervioso caracterizada por ampollas y dolor. Las ampollas generalmente duran unas tres semanas. Este virus también causa varicela en los niños.

Dermatitis – Es una inflamación de la piel causada por un agente externo. La piel se enrojece y pica y se pueden presentar pequeñas ampollas. Las causas pueden incluir jabones o detergentes, la luz del sol, alergias o calor. En alrededor del 70% de los casos existe también historia familiar.

Erupción cutánea – Es una erupción de la piel caracterizada por enrojecimiento y formaciones cutáneas de muy pequeño tamaño.

Furúnculo – Una inflamación y tumefacción localizada de la piel como resultado de la infección de una glándula sebácea.

Garrapata – Es un parásito chupador de sangre que pertenece al orden de los artrópodos que incluyen también a los ácaros. Las mordidas de las garrapatas pueden causar lesiones de la piel.

Gingivitis – Inflamación de las encías, con enrojecimiento, tumefacción y sangramiento.

Hemorroides (Pilas) – Crecimiento de venas varicosas en las paredes del ano, frecuentemente causadas por constipación crónica o diarrea, por levantamiento de cosas muy pesadas o por partos muy laboriosos.

Herpes Simplex – Es una infección viral que causa inflamación de la piel, generalmente a nivel de la boca y los labios y caracterizada por un grupo de pequeñas ampollas.

Hiedra Venenosa – Es una dermatitis que se produce como resultado de una irritación o sensibilización de la piel a una resina de la planta de la hiedra venenosa. La reacción a ese contacto puede aparecer varias horas o días después de éste y puede presentarse picazón o una sensación de quemadura de la piel seguida de formación de ampollas. Las ampollas generalmente se revientan y después de forman costras.

Lipofílico – Amante de las grasas.

Miscible – Que hace el agua soluble al adicionar alcohol.

Perioniquio – Es una infección de las uñas de los dedos de las manos y de los pies causada por hongos y debida principalmente al uso de detergentes fuertes o aplicaciones de acrílicos en las uñas.

Prurito – Picazón intensa de la piel.

Psoriasis – Enfermedad crónica de la piel caracterizada por picazón, parches rojos escamosos en los codos, antebrazos, rodillas, piernas, cuero cabelludo y otras partes del cuerpo. Afecta al 1-2% de la población.

Queratolítico – Descamación de la capa callosa de la piel o epidermis.

Roble Venenoso – Enredadera familia de la hiedra venenosa.

Sarna (sarcoptes scabiei) – Infección de la piel causada por un ácaro. Picazón intensa, principalmente durante las noches, pápulas rojas e infecciones secundarias. Los ácaros hembras forman túneles en la piel para depositar sus huevos. Los huevos recién reventados pueden ser transmitidos de una persona a otra. Las zonas del cuerpo mas afectadas son la ingle, el pene, los pezones y la piel entre los dedos. Las ropas de vestir y las ropas de cama deben desinfectarse.

Sinusitis – Inflamación de uno ó más de los espacios aéreos o senos nasales. Generalmente ocurren como consecuencia de una infección de la naríz. Los síntomas incluyen dolor de cabeza y sensibilidad.

Úlcera Nasal – Es una herida abierta o lesión de la membrana mucosa acompañada de descamación de los tejidos inflamados.

Úlcera Tropical (Herida Naga) – Es una úlcera indolora e inactiva de las extremidades inferiors que generalmente ocurre en climas calientes y húmedos. Generalmente debida a bacterias, mala nutrición o al ambiente. Puede desarrollarse en una herida abierta.

Verrugas – Un crecimiento (frecuentemente duro) y benigno causado por un virus. Ocurre en manos, dedos, cara, codos y rodillas.

Verruca Plantar – Es una verruga que se presenta en la planta del pie, generalmente en la base de los dedos gordos. Causada por virus. Debido a que se forma en zonas de mucha presión, puede llegar a ser dolorosa.

Apéndice B

Información y Especificaciones del Árbol de Té

Aceite del Árbol de Té – Melaleuca alternifolia

Melaleuca alternifolia: Nombre común: "Árbol de Té." Es un miembro de la familia del laurel, variedad inusual nativa de la costa este de New South Wales, en Australia. Los árboles generalmente se encuentran en zonas bajas pantanosas. La reproducción por semillas se está usando actualmente para producir nuevos árboles. Las semillas son bastante pequeñas y de su calidad dependerá también la calidad de los árboles. La germinación ocurre de siete a diez días en los meses de verano y los árboles deben ser transplantados al alcanzar de diez a quince centímetros de altura.

Las bases de cualquier buena cosecha del aceite del árbol de té se basa en las características genéticas del tronco de la planta de donde el aceite es destilado. Cuando se escoge la marca genética de alta calidad para un aceite seleccionado rigurosamente, no hay necesidad de separar partes de la cosecha porque toda ella producirá un aceite de buena calidad.

El único método comercial viable para la extracción del aceite del árbol de té australiano es por destilación, y muchos de los productores usan destilación por vapor. Las cosechadoras mecánicas trituran el árbol entero y lo transforman en largas barras que son llevadas a la destilería en donde sus bases se conectan a una manguera de vapor y condensador en la parte de arriba, convirtiéndose en el pote de destilación. El aceite contenido en las hojas y en las ramas terminales de la planta se vaporiza rápidamente. Después de enfriarse, el aceite puro es separado del condensado y sin más proceso, queda listo para su análisis y su embarque.

Cuando hay una cantidad suficiente de aceite procesada acumulada, se retiene y se hacen análisis de algunas muestras que se envían a laboratorios independientes acreditados que llevan a cabo los análisis de cromatografía por gas. Los laboratorios también examinan los contenidos físicos del aceite, su densidad relativa, la rotación óptica, los índices refractarios y la solubilidad. Estos resultados de combinan con los resultados GC de los componentes estipulados bajo el ISO 4730 para dar un certificado completo de acuerdo a los estándares internacionales para el "Aceite de Melaleuca Tipo Terminen-4-ol o Aceite del Árbol de Té."

Al menos en una de las plantaciones más grandes, las cosechas son tratadas ecológicamente con muy pocos controles químicos. Muchas ovejas hacen el trabajo de control de malezas y al mismo tiempo fertilizan el suelo con sus excrementos. Extractos de vegetales no tóxicos se utilizan para control de los insectos.

Es muy raro conseguir un aceite del árbol de té "certificado como orgánico." Los productores no excedieron de 1,500 kilogramos (1.65 toneladas) de aceite orgánico certificado en las últimas cosechas, y esto es tres veces más que los años anteriores.

Aceite Esencial: Destilación de las esencias a vapor de las raíces, las cortezas, las flores y/o las hojas de las plantas. Muchos de estos aceites son usados para curaciones, como aromaterapia y para usos culinarios.

Composición del Aceite Esencial del Árbol de Té: En su estado natural el aceite no tiene color o es de un color amarillo pálido. Si aparecen decoloraciones, pueden ser indicación de un proceso de destilación de calidad inferior. Las impurezas y las malezas que estén en el proceso de destilación también pueden alterar el color. El aceite es destilado de las hojas de la Melaleuca alternifolia, y consiste principalmente de terpinenos, cimenos, pinenos, terpineoles, sesquiterpenos, cineole y alcoholes sequiterpenos. Tiene un olor placentero característico con un sabor muy particular. Si el olor es fuerte y varía de una muestra a otra, puede ser indicación de impurezas al momento de destilarlo.

Acción: El aceite del árbol de té puro de conformidad con los estándares australianos A.S.D.. tree oil . 175, revisado en 1985 (AS 2782-1985) y 1996 (ISO 4730), es un antiséptico, fungicida y bactericida poderoso y de amplio espectro. El componente principal es el terpinen-4-ol (T-4-ol). Su actividad óptima es a 35-40% w/v. Su acción bacterial se incrementa en presencia de sangre, suero, pus y tejido necrótico. Es capaz de penetrar profundamente en tejidos infectados y con pus, mezclándose con ellos y causándoles perjuicio hasta llegar a formar una superficie sana. El aceite tiene una toxicidad muy baja y es virtualmente un no irritante en tejidos sensibles. El hecho de tener bajos niveles de cineole lo hace menos tóxico y menos irritante que el aceite de eucalipto. Esté alerta al hecho de que algunos aceites no bien conocidos de eucalipto han sido mezclados con formas sintéticas de terminen-4-ol alterándole su composición química.

Indicaciones: Cortes, raspaduras, abrasiones, quemaduras, quemaduras por el sol, salpullidos por el calor, picaduras de insectos, escaldaduras, dermatosis alérgicas con prurito, irritaciones por cosméticos o servilletas, senilidad, prurito anal y genital , and lesiones causadas por el virus del herpes simplex virus incluyendo herpes labialis y herpes progenitalis, impétigo contagioso, furunculosis, psoriasis y dermatitis seborréica infectada. Tiña del cuero cabelludo (microsporum canis), tiña tropical (triphyton), becubitis y úlceras, paroniquia, candidiasis oral, tinea pedis, bromidrosis e infestación de piojos en la cabeza, cuerpo y zonas púbicas. Como gargarismos, spray de la garganta y spray de la naríz. También para el tratamiento cutáneo de reservorios de staphylococos, granitos y barros. Piorrhea, gingivitis, halitosis, y congestión bronquial y de los senos. Condiciones ginecológicas como vaginitis triconomal, moniliais y endocervicitis.

Precauciones: El aceite puro puede disolver algunos plásticos. Almacénelo únicamente en envases de vidrio (preferiblemente de color ambar) y manténgalos en un lugar fresco. El aceite en bruto y grandes volúmenes se mantiene y se conserva mucho mejor evitando su deterioro, y oxidación si es guardado y embarcado en tambores de acero.

Se necesita diluir el aceite puro cuando se va a usar en pieles muy sensibles. Diluciones de 1:250 todavía son bacteriostáticas en contra de los agentes patógenos streptococos y staphylococos, typhous, pneumococos, y gonococos.

Revisar el capítulo tres para otras precauciones.

Tabla de Conversión de Pesos y Medidas

1 millilitro (ml)	=	0.0338/fl. onzas
10 millilitro	=	0.338/fl. onzas
1 kilogramo (kg)	=	2.2046 libras

Bibliografía

Aromatic Thymes, *[Tomillos aromáticos]* Vol. 4, No. 2, 1996.

Australian Journal of Dentistry, *[Publicación de Odontología Australiana]* Agosto 1930.

Australian Journal of Pharmacy, *[Publicación de Farmacia Australiana]* Vol. 72, Enero 1991.

Balacs, Tony. *International Journal Of Aromatherapy*, *[Publicación Internacional en Aromaterapia]* Informes de las Investigaciones, P.O. Box 746, Hove, E. Sussex, BN3 3XA, England. Vol. 7, No. 3, 1996.

Belaiche, P. "Germicidal Properties of the Essential Oil of Melaleuca alternifolia Related to Urinary Infections and Chronic Ideopathic Colibacillus." *[Propiedades germicidas del aceite esencial de la Melaleuca alternifolia relacionadas con las infecciones urinarias y Colibacillus Ideopáticos Crónicos]* Fitoterapia, Septiembre 1985, No. 115, pp. 9-11.

Belaiche, P. "Treatment of Vaginal Infections of Candida albicans with the Essential Oil of Melaleuca alternifolia." *[Tratamiento de infecciones vaginales causadas por Candida albicans con los aceites esenciales de la Melaleuca alternifolia.]* Phytotherapie, *[Fitoterapia]*

Bishop, C.D. "Antiviral activity of the essential oil of Melaleuca alternifolia (Maiden and Betche) Cheel (Tea tree) against tobacco mosaic virus." [*Actividad antiviral del aceite esencial de la Melaleuca alternifoliacontra el virus del mosaico del tabaco*] *Journal of Essential Oil Research,[Publicación de las Investigaciones del Aceite del Árbol de Té]* 1995, 7: 641-644.

Blackwell, Rosalind. "An Insight into Aromatic Oils: Lavender and Tea Tree" [Una Mirada a los Aceites Aromáticos: Lavanda y Aceite del Árbol de Te] *British Journal of Phytotherapy,[Publicación Británica de Fitoterapia]* Vol. 2, No.1, 1991, pp. 25-30.

Breeden, Stanley. "The First Australians" [Los primeros australianos]*National Geographic,* National Geographic Society, Washington, DC, Febrero1988.

Brown, Donald J., N.D. "Tea Tree Oil for Bacterial Vaginosis and Monilial Vulvovaginitis" [El aceite del Árbol de Té para la Vaginosis Bacteriana y la Vulvovaginitis Monilial" Carta de Townsend para los doctores. *Phytotherapy[Fitoterapia, Revisión y Comentarios]* Mayo 1991.

Brown, Donald J., N.D. "Topical Tea Tree Oil for Nail Fungus" [Uso Tópico del Aceite del Árbol de Té para los hongos de las uñas] *HerbalGram,* Austin, TX. No. 35.

Buck, D.S., D.M. Nidorf, J.G. Addino. "Comparison of two topical preparations for the treatment of onychomycosis: Melaleuca alternifolia (tea tree) oil and clotrimazole." [*Comparación de dos preparaciones tópicas para el tratamiento de la oncomicosos: Melaleuca alternifolia (aceite del árbol de té) y clormitrazole]Journal of Family Practice,[Publicación]* 1994. Jun; 38(6): 601-5.

Carson C.F. et al. "Susceptibility of Propionibacterium acnes to the essential oil of Melaleuca alternifolia." [Suceptibilidad del acne propionibacterium al aceite esencial de la Melaleuca alternifolia]Carta en *Applied Microbiology,* 1994. 19(1):24-25.

Carson, C.F., B.D. Cookson, H.D. Farrelly, and T.V. Riley. "Susceptibility of methicillin-resistant *Staphylococcus aureus* to the essential oil of Melaleuca alternifolia." [Suceptibilidad del Staphylococcus aureus resistente a la meticilina al aceite esencial de la Melaleuca alternifolia]*Publicación en Antimicrobial Chemotherapy*, 1995. 35:421-424.

Carson, C.F. and T.V. Riley. "Antimicrobial activity of the major components of the essential oil of Melaleuca alternifolia." [Actividad antimicrobiana de la mayoría de los componentes del aceite esencial de la Melaleuca alternifolia] *Publicación en Applied Bacteriology*, 1995b. 78(3): 264-269.

Carson, C. F., B.Sc.Hons. and T.V. Riley, Ph.D. "Toxicity of the Essential Oil of Melaleuca Alternifolia or Tea Tree Oil." *Clinical Toxicology*, [Toxicidad del Aceite Esencial de la Melaleuca alternifolia o Aceite del Árbol de Te] 33a: (2), 193-194 (1995). Departmento de Microbiología, Universidad de Western Australia.

Del Beccaro, Mark A., M.D., Departmento dePediatría, Children's Hospital and Medical Center, Universidad de Washington, Seattle, WA. "Melaleuca Oil Poisoning in a 17-Month-Old"; [Envenenamiento por Melaleuca alternifolia en una persona de 17 meses de edad]; *Veterinary and Human Toxicology* (Reportes); VCS-Kansas State University, Manhattan, KS, Vol. 37 (6) Deciembre 1995, p. 557

Feinblatt, H.M. *Journal of the National Medical Association, [Publicación de la Asociación Nacional de Medicina]* 1960. 52(1):32-34

Goldsborough, Robert E., F.C.S. "Ti-Tree Oil" *[Aceite del Árbol de Te] The Manufacturing Chemist*, Febrero 939, Vol. 57, pp. 45-58.

The International Journal of Aromatherapy, [Publicación Internacional de Aromaterapia] Vol. 7, No. 3, 1996.

Jacobs, M.R., and C.S. Hornfeldt; Comentario en: *Journal of Toxicology - Clinical Toxicology, [Publicación de Toxicología, Toxicología clínica]* 1995. 33(2):193-4. *Journal of Toxicology - Clinical Toxicology, [Publicación de Toxicología, Toxicología clínica]* 1994. 32(4):461-4.

Knight, T.E., M.D., y B.M. Hausen, Ph.D. "Aceite de Melaleuca (aceite del árbol de té)/ dermatitis" *Journal of the American Academy of Dermatology, [Publicación de la Academia Americana de Dermatología]* 1994. Mar; 30(3):423-7.

McCaleb, Rob, "Tea Tree Oil and Antibiotic-Resistant Bacteria" [El Aceite del Árbol de Te y las bacterias resistentes alos antibióticos] *HerbalGram,* Austin, TX. No. 36, Primavera 1996. *Medical Journal of Australia,* [Publicación Médica de Australia] Vol. 153, No. 8, Octubre 15, 1990.

Murray, Frank. "Vitamins/Supplements" [Vitaminas/ Suplementos] *Better Nutrition for Today's Living, [Mejor nutrición para la vida actual]* Vol. 56, No. 4, Abril 1994.

Newman, Marie. *Australia's Own Tea Tree Oil, [El propio Aceite del Árbol de Té Australiano]* Mid-Richmond Historical Society, Coraki, NSW, Australia, 1992.

Pena, E. F. "Melaleuca alternifolia Oil, Uses for Trichomonal Vaginitis and Other Vaginal Infections." [El Aceite del Árbol de Te, Usos en Tricomoniasis Vaginal y otras infecciones vaginales] *Obstetrics and Gynecology,[Obstetricia y Ginecología]* Junio 1962.

Penfold, A.R., and F.R. Morrison. "Some Notes on the Essential Oil of Melaleuca alternifolia." [Algunos apuntes sobre el aceite esencial de la Melaleuca alternifolia] *Australian Journal of Pharmacy, [Publicación Australiana de Farmacia]* Marzo 30, 1930. *British Medical Journal,* [Publicación Médica Británica] 1933.

Puotinen, C.J. *Nature's Antiseptics: Tea Tree Oil and Grapefruit Seed Extract.* [Antisépticos Naturales: El aceite del Árbol de Te y los extractos de las semillas de las toronjas] New Canaan, CT.; Keats Publishing, Inc., 1997.

Smith, Martha D., Patricia L. Navilliat. "A new protocol for antimicrobial testing of oils." [Un Nuevo protocolo para los test antimicrobianos de los aceites] *Journal of Microbiological Methods [Publicación de los Métodos Microbiológicos];* 28 (1997) 21-24.

Tea Tree Oil News; [Noticias del Aceite del Árbol de Te] The Main Camp Tea Tree Oil Group Newsletter; Ballina, Australia. Ejemplar 3, Mayo 1995.

Tea Tree Oil News. [Noticias del Aceite del Árbol de Te] Agosto/ Septiembre/Octubre 1996.

Tea Tree Oil News. "A collaborative study between the Australian Tea Tree Oil Research Institute (ATTORI) and the University of Western Sydney (UWS)." [Un estudio en colaboración entre el Instituto de Investigaciones sobre el Aceite del Árbol de Te y la Universidad de Western Sydney]Noviembre/Diciembre 1996 - Enero 1997.

Tisserand, Robert. "Australian Tea Tree Oil" *[Aceite del Árbol de te Australiano] Aromatherapy for Everyone*, [Aromaterapia para todos] Abril 28, 1988.

van der Valk, P.G., A.C. de Groot, D.P. Bruynzeel, P.J. Coenraads, J.W. Weijland. "Allergic contact eczema due to 'tea tree' oil." [Exzema alérgico por contacto producido por el aceite del árbol de té] [Dutch] *Nederlands Tijdschrift voor Geneeskunde,* 1994. Abril 16; 138(16): 823-5.

Veterinary and Human Toxicology, 36(2) Abril 1994. "Toxicity of Melaleuca Oil and Related Essential Oils Applied Topically on Dogs and Cats." [Toxicidad del aceite de la Melaleuca y otros aceites esenciales relacionados aplicados tópicamente en perros y gatos]

Villiers, Alan, "Captain Cook: The Man Who Mapped the Pacific" [El Capitán Cook, el hombre que mapeó el Pacífico] *National Geographic,* National Geographic Society, Washington, DC, Septiembre 1971.

Walker, M. "Clinical Investigation of Australian Melaleuca alternifolia for a variety of common foot problems." [Investigación clínica de la Melaleuca alternifolia Australiana para el tratamiento de una variedad de problemas comunes de los pies] *Current Podiatry,* [Pediatría Actual] Abril 1972.

Weil, Andrew, M.D. *Natural Health, Natural Medicine,* [Salud Natural, Medicina Natural] Boston, MA; Houghton Mifflin Co., 1990.

Williams, Dr. Lyall, and Vicki Home. "A comparative study of some essential oils for potential use in topical applications for the treatment of the yeast *Candida albicans.*" [Un estudio comparative de algunos aceites esenciales y sus usos potenciales en aplicaciones tópicas para el tratamiento de la levadura Candida albicans."] School of Chemistry, [Escuela de Química] Macquarie University, Sydney, NSW, Australia.

Guia de Recursos

Directorio de Productos y Servicios Relacionados con el Aceite del Árbol de Té

Compañías Norteamericanas - U.S.A.

A Natural Path
P.O. Box 70
Lewis, CO 81327
970-882-8888
Kits de homeopatía para animales, libros.

Body Shop
The Body Shop by mail [por correo]
106 Iron Mountain Road
Mine hill, NJ 07803
800-426-3922
Productos de aceite del árbol de té para el cuidado del cuerpo.

Carter Wallace, Inc.
P.O. Box 1012
Cranbury, NJ 08512
609-655-6055 fax: 609-655-6305

Derma-E
9400 Lurline Avenue, #C-1
Chatsworth, CA 91311
800-521-3342
Productos de aceite del árbol de té para el cuidado del cabello y de la piel, champúes y acondicionares, vitamina E y cremas con aceite del árbol de té.

Desert Essence
Ron Gerard, Gerente General y Vice-presidente de Ventas.
9510 Vassar Ave., Unit A
Chatsworth, CA 91311
5768.5768.5768   fax: 818-705-8525
Productos para el cuidado del cuerpo y salud. Otro nombre de marca: Tea Tree Solutions [Soluciones del árbol de té]

Essential Care USA, Inc.
Division of Essential Resources, Sydney, Australia
Max Tessler, MD, Presidente
661 Palisade Ave.
Englewood Cliffs, NJ 07632
201-567-9004 fax: 201-567-8853
Productos de Aceite de Melaleuca. Aceite a granel, también al detal. Productos de belleza y de salud.

InterNatural
Attn: TTGS
P.O. Box 489
Twin Lakes, WI 53181
800-634-4221
Website: www.internatural.com
Aceite del árbol de té y productos que lo contienen, hierbas y productos naturistas de salud. Más de 14.000 productos en el inventario.

Jason Natural Products
Jeffrey Light, Presidente
8468 Warner Drive
Culver City, CA 90232
310-838-7543 fax: 310-838-9274
Email: jnp@jason-natural.com
Productos de aceite del árbol de té para cuidados del cuerpo y de la salud.

John Paul Mitchell Systems
9701 Wilshire Blvd., Suite 1205
Beverly Hills, CA 90212
310-248-3888 805-298-0400
Productos de cuidado del cuerpo.

Otra dirección:
26455 Golden Valley Rd.
Saugus, CA 91350

Kali Press
P.O. Box 2169
Pagosa Springs, CO 81147
970-264-5200
Línea para hacer pedidos: 888-999-5254
email: mail@kalipress.com
Página Web: www.kalipress.com
Ventas al mayor y solicitudes de representaciones bienvenidas.
Aceite del árbol de té, essiac y otros productos de salud.

Marco Industries
3431 W. Thunderbird, Suite 144
Phoenix, AZ 85023
800-726-1612
602-789-7048
Email: marco-lesi@juno.com
Fabricantes de aceite del árbol de té al 100% como preservativo y antiséptico, ungüentos de hierbas antisépticos, crema suavizante con base coloidal de plata, supositorios, duchas, pasta de dientes con aceite del árbol de té Convita (Nueva Zelanda).

Rye Pharmaceuticals Pty. Ltd.
Beard Plaza
6540 Washington Street
Yountville, CA 94599
707-944-8090 fax: 707-944-8092
Email: ryemkt@msn.com
Produce productos para quemaduras desde 1983; su producto principal es BURNAID, un producto que contiene un compuesto de aceite de árbol de té disponible en tubos, bombas dispensadoras y aplicaciones estériles para un solo uso (cobijas para quemadas).

Thursday Plantation, Inc.
Michael Dean, Presidente.
330 Carillo St.
Santa Barbara, CA 93101
805-566-0354 fax: 805-566-9798
Productos de aceite del árbol de té.

Trivent Chemical Company
4266 US Rt. One
Monmouth Junction, NJ 08852
Proveedor de materiales crudos para las compañías farmacéuticas y de cosméticos.

Water Jel Technologies
243 Veterans Blvd..
Carlstadt, NJ 07072
Meter D. Cohen, Presidente
201-507-8300 fax: 201-507-8325
Suministro de materiales médicos, cobijas locales de aceite del árbol de té para quemados.

Hierbas

American Botanical Council
P.O. Box 201660
Austin, TX 78720
512-331-8868 fax: 512-331-1924
Email: custserv@herbalgram.org
Página Web: www.herbalgram.org
Publica *Herbalgram*, una revista trimestral dirigida a profesionales de la salud, a la industria y a aquellos interesados en la investigación, condiciones del mercado y las regulaciones. También provee un catálogo sobre educaron acerca de las hierbas, listando más de 300 publicaciones.

Aroma Vera
5901 Rodeo Rd
Los Angeles, CA 90016-4312
800-669-9514 fax: 310-280-0395

Aura Cacia
101 Paymaster Rd.
Weaverville, CA 96093
800-437-3301 fax: 800-717-4372

Herb Pharm
20260 Williams Highway
Williams, OR 97544
800-348-4372 fax: 541-846-6112

Herb Research Foundation
1007 Pearl Street, Ste. 200
Boulder, CO 80302
303-449-2265 fax: 303-449-7849
Servicios de investigaciones botánicas. Co-productores de
HerbalGram.

Lotus Light
Attn: TTGS
P.O. Box 1008
Silver Lake, WI 53170
800-548-3824
Hierbas, aceites esenciales y productos naturales para venta al
mayor solamente.

Starwest Botanicals, Inc.
11253 Trade Center Dr.
Rancho Cordova, CA 95742
916-638-8100
800-800-4372 fax: 916-638-8293
Aceite del árbol de té para ventas al mayor solamente.

Compañías de multi-nivel

Melaleuca Inc.
3910 S. Yellowstone Hwy.
Idaho Falls, ID 83402
208-522-0700 fax: 208-528-2090

Espial USA Ltd.
7405 South Fulton Street, Ste. 200
Englewood, CO 80112
800-695-5555 fax: 303-792-3933
Productos para cuidados personales que contienen aceite del árbol
de té.

Canadá

Australian Bodycare of Canada, Ltd.
Vancouver, BC
Canada
604-922-2562 fax: 604-922-2576

Email: abc ca@istar.ca
Página Web: www.beautynet.com/abc
Importador directo del aceite del árbol de té, fabricante y distribuidor de la gamma de productos Professional Therapeutic Tea Tree Oil.

Brueckner Group
Ron Jean
4717 14th Avenue
Markham, Ontario, L3S 3k3
Canada
905-479-2121 fax: 905-479-2122
Fabricantes de productos para la piel con aceite del árbol de té.

Compañías Australianas

The Australian Essential Oil Company Pty. Ltd.
W.R. (Bill) McGilvray, Presidente
Brett J. Anderson, Gerente General
575 Myall Creek Road
P.O. Box 158
Coraki, NSW 2471, Australia
Tel: 61 266 832 124 fax: 61 266 832 603
Email: wrmcg@ozemail.com.au   Página   web: www.australessence.com
Disponibilidad del aceite del árbol de té a granel en forma orgánica "A ", Eco-Harvest[cosechado-ecológicamente] o crecimiento de las plantaciones; categorías Premium, Standard o Técnica. Actualmente envía 100 toneladas del aceite esencial a USA, Europa y otras partes del mundo.

Bodycare Corp. Pty. Ltd.
Unit 4, 9-11 Villiers Drive
Currumbin, QLD, 4223, Australia
Tel: 61 755 345 211 fax: 61 755 345 211
Página Web: www.bodycare.com.au
Bronson & Jacobs Pty. Ltd
William McCartney, Director Gerente
Parkview Drive, Australia Centre
Homebush Bay NSW 2140, Australia
Tel: 61 2 9394 3288 fax: 61 2 9394 3222
Plantación de 1700 acres, productor de 50.000 kilos por año. Socio

mayoritario de Australian Plantations [Plantaciones Australianas]. Productor del aceite a granel. Exporta a Europa y USA., 60% a Europa.

Creatiqe Australia Pty. Ltd.
Rick Gruin, Director Gerente
Christoph Ángel
P.O. Box 2420
Fortitude Valley BC
Queensland 4006, Australia
Tel: 61 7 3254 1851 fax: 61 7 3254 1841
Email: creatique@gil.com.au
Gamma completa de productos naturales para cuidados personales.

Eureka Oils Pty. Ltd.
P.O. Box 85
Byron Bay, NSW 2481, Australia
Tel: 61 2 6685 6333 fax: 61 2 6685 6313
Exportador de pequeñas cantidades, no tiene plantación. La compañía tiene el aceite del árbol de té en concentraciones del 20% mezclable con agua en presentaciones de 50 ml.

Gateway Pharmaceuticals
Mr. D. Bokeyar
274 Pennant Hills Road
P.O. Box 2217
Thornleigh, NSW 2120, Australia
Tel: 612 94 84 4764 fex: 612 98 75 3731
Email: info@gatewaypharm.com.au
Aceite del árbol de té a granel, porductos veterinarios y desinfectantes para animals. Veinte hectáreas (49.4 acres); exporta 5-6 toneladas del aceite, principalmente a Europa.

G.R. Davis Pty. Ldt.
Suite 3, 9 Apollo Street
Warriewood, NSW 2102, Australia
Tel: 612 9 979 9844 fax: 612 99 79 9608
Exporta el aceite del árbol de té a granel a los Estados Unidos y otros países; 30-50 toneladas al año. La plantación consiste en 200 hectáreas (aproximadamente 494 acres). Produce aceites de los arbustos en forma natural y mercadea los aceites de otros productores.

Jurlique Internacional Pty. Ltd.
Dr. Jurgen Klein, Director
Oborn Road
P.O. Box 522
Mt. Baker, South Australia, 5251
Tel: 61 8 8391 0577
Email: drklein@jurlique.com.au
Página Web: www.jurlique.com.au
Productos para el cuidado de la piel.

Macquarie Plantations Pty. Ltd.
Leuk Andersen
17/7 Chapel Lane
Baulkiiam Hills, NSW 2153, Australia
Tel: 61 2 9686 7891 fax: 61 2 9639 7831
Operaciones cooperativas con otras fincas pequeñas de la zona
(200 acres/3.000 árboles). Investigación y desarrollo. Aceite a
granel enviado a los Estados Unidos – 12 toneladas; Reino Unido
– 4 toneladas; SE de Asia e India – 1 tonelada.

Main Camp Tea Tree Oil Group
(Nivel 1)
85 Tamar St.
P.O. Box 407
Ballina, NSW 2478, Australia
Tel: 61 2 6686 3099 fax: 61 2 6686 2722
Email: enquiry@maincamp.com.au
Página Web: www.maincamp.com.au
La plantación más grande de Australia. Produce 100 toneladas de
aceite de 50 millones de árboles cultivados orgánicamente. Suple
tres grados del aceite del árbol de té: grado ISO Standard, soluble
en agua y grado farmacéutico.

Sunspirit Oils Pty. Ltd.
David Dane
6 Ti-Tree Place
P.O. Box 85
Byron Bay NSW 2481, Australia
Tel: 61 2 66 85 6 333 fax: 61 2 66 85 6 313
Email: sunspirit@sunspirit.com,au
Página Web: www.sunspirit.com.au

Exporta el aceite del árbol de té 100% puro en botellas de 25 ml y en ungüento de 50 gm. (aproximadamente 1.6 onzas) en pequeñas cantidades. No poseen una plantación.

Aceite del Árbol de Té a granel

Australian Holdings Inc.
William Branson
5855 Green Valley Circle # 216
Culver City, CA 90230
310-348-1993 fax: 310-348-9074
800-763-7284

Essential Care USA, División de Essential Resources, Sydney, Australia (ver companies en USA)

Mitech Laboratories Inc. (& American Tea Tree Association [y Asociación Americana del Aceite del Árbol de Té])
Martha Smith
102 Haveford Rd
Pittsburg, PA 15238-1620
412-967-9674 fax: 412-963-7747

International Sourcing Inc.
121 Pleasant Ave.
Upper Saddle River, NJ 07458
201-934-8900

Lotus Brands, Inc.
Attn: TTGS
P.O. Box 325
Twin Lakes, WI 53181
800-824-6396
Email: lotusbrands@lotuspress.com
Página Web: www.lotusbrands.com

Organizaciones del Aceite del Árbol de Té

American Tea Tree Oil Asociation (ATTA)
Ver Mitech

Australian Tea Tree Export and Marketing Ltd. (AUSTREAM)
Pat Bolster
P.O. Box 20
Tweed Heads, NSW 2485, Australia
Tel: 61 2 6674 2925 fax: 61 2 6674 2475
Email: attialtd@ozemail.com.au
Una compañía de mercadeo y exportaciones organizada por los mayors productores industrials de Australia para mercadear el aceite del árbol de té a nivel internacional.

Australian Tea Tree Industry Association (ATTIA)
Ver la dirección en AUSTREAM.

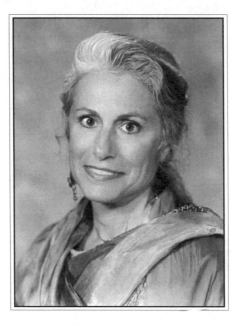

Acerca del Autor

Cynthia Olsen es la autora de numerosos libros, es una editora muy exitosa al igual que una investigadora y oradora en temas complementarios de salud, en curación, ecología y creadora de consciencia espiritual. Adicionalmente a su papel de madre y abuela, es una persona de negocios y gerente próspera que ha apoyado por mucho tiempo el estilo holístico de vida. Su experiencia gerencial en la industria de alimentos sanos la llevó a formar en 1980 una compañía de importaciones, siendo líder en la introducción del Aceite del Árbol de Té en la vida americana.

En 1990 la señora Olsen fundó Kali Press, una compañía de publicación de libros que se concentra principalmente en aquellos que tratan curaciones naturales y que crean conciencia en ese sentido. Su libro "Essiac: Una hierba natural como tratamiento para el c'ancer" (Essiac: A Native Herbal Cancer Remedy) ganó el premio del libro de Imprentas Pequeñas en 1997. Como resultado de sus investigaciones en este tratamiento con hierbas, la señora Olsen y Kali Press han participado en programas que producen beneficios en la Segunda Mesa Pueblo de la Nación Hopi.

Los libros de la señora Olsen han sido traducidos a numerosos idiomas. Ella ha aparecido en televisión, radio y ha participado en convenciones y reuniones sobre medicina y salud natural.

Desde su hogar en el Estado de Hawaii, USA, continúa activamente con su interés en la naturaleza y su disfrute de una vida espiritual muy rica.

Índice

abcesos
  en gatos y perros, 36
aborígenes, xxii, 1
abrasiones, 22
acción del aceite del árbol de té, 87
aceite del árbol de té para
  caballos, 37
aceite del árbol de té
  como recurso renovable, xxiii
  información y
    especificaciones, 85
  productos que contienen, 53
  pruebas para, 67
  uso interno de, 70
aceite del arbusto, 6
aceite prensado por frío, 15
aceite, 10
aceites esenciales, 86-87
  mezcla con otros aceites,
    alcohol, 52
ácido carbólico, 2, 54

acné, xxii, 19, 48, 53, 62, 66
  estudio, 60, 66
actividad antimicrobiana del
  aceite del árbol de té,
  estudio de, 66-67
afeitada, 49
aftas, 18
aguijones, 21
alergias, 41
  en animales, por pulgas, 32,
    35, 54
aliento del potro, 37
almacenamiento, 29, 53, 75
nueces de nogal negra
  uso del aceite del árbol de té,
    32
amamantar, 25
ampollas del herpes simplex, 41,
  62
animales
  abcesos, heridas cortantes,
    35-36

aceite del árbol de té como repelente de insectos, 36
aliento del potro, 37
caballos, 37
condiciones de la piel, 33, 54
dermatitis, 33
enfermedades de las encías, 37
higiene dental, 37
pulgas, 35, 54
desórdenes de las articulaciones y los músculos, 36
desinfección, 34
eczema húmedo, 35, 64
músculos adoloridos, 36
piojos, 34
parásitos
    repelentes para, 35, 36
quemaduras por el sol, 33
salpullidos, 33
salivación excesiva, 37
sarna, 34
sitios de vacunas, 33
tiña
    tratamiento, 32, 34
verrugas, 34
animales, estudios en, 64
meoestral vs. aceite del árbol de té, 66
pérdida de pelo, 64
prednisolona vs. aceite delárbol de té, 66
toxicidad, 73
antimicóticos, 47, 48, 59, 68
antimicrobianos, 66, 67, 70
antisépticos, xxii, 47, 53, 81, 87
cremas antisépticas, 53
árboles de té, 6
crecimiento, 9
arbusto estancado, 8
aroma, 5

aromaterapia, 52, 86
artritis, 25, 43, 81
en animales, 36
ATTA
Asociación Americana del Aceite del Árbol de Té, 11, 103
ATTIA
Asociación Australiana del Aceite del Àrbol de Té, 104
Australia, xxi-xxii

B

Bacilo tifoideo, 3
bacteria, 4, 47, 50, 51, 59, 66, 69, 84
aceite del árbol de té en contra, xxii
Banks, Joseph, 1
baño, aceite del árbol de té en el, 15, 25, 27, 48, 52
biodegradable
productos de limpieza, 55
bronquitis, 18

C

cabello y cuero cabelludo, 24
cabezas blancas, 40
cajuput cajuput, 11
uso del aceite del árbol de té, 32
callos y callosidades, 48, 58, 82
calvicie, 24
Campo Principal del Grupo de Aceite del Árbol de Té, 9, 68
champú, 53
Candida, 3, 57
sistémica, 70
Capitán James Cook, 1

carbunco, 82
caries, 51
caspa, 24, 50, 82
cubierta de la cuna, 26, 50
certificado de análisis, 12
cervicitis, 58
champú para mascotas, 54
cineole, 6, 87
cirugía dental, 54
cistitis
    estudio de, 59
clonación, 4
clortrimazole, 63
compuestos, 6
composición del aceite del árbol
    de té, 86
composición física del aceite del
    árbol de té, 74
composición química, 74
compresas, 52
condiciones de la boca, 3
    dolor de dientes, 17
    dolores fríos, 16
    encías dolorosas, 17, 51
    gingivitis, 17
    labios rotos o partidos, 16
    llagos, 16
    mal aliento, 17
    placas, 17
    ulceras de la boca, 16
condiciones del pecho
    congestión bronquial, 18
    enfisema, 18
condiciones ginecológicas, 3
condiciones vaginales, 28, 69
cortadas, 22, 40
    por afeitado, 22
    por corales, 21
cortador, 7

cosméticos, 47, 69
cremas y lociones, 52-53, 41
cuero cabelludo, 24
    picazón del cuero cabelludo,
    41
cuidado del cabello, 50
cuidados de la piel y el cuerpo,
    19, 48
cuidados de los bebés, 25
    amamantar, 25
    cubierta de la cuna, 26
    desinfectante, 26
    desodorante, 26
    infecciones del oído, 26
    lavado de los pañales, 26
    iritación por los pañales, 26,
    28
    picaduras de insectos, 26
    resfriados, 25
    slapullidos de la piel, 26, 28
cuidados personales, 27
    cera para bikinis, 27
    hemorroides, 27
    infección vaginal, 28
    lesiones por herpes, 27
    limpieza vaginal, 27
    quistes ováricos, 27
culebrilla, 21, 83
cultivo, 7
cymene, 3, 87

D

datos de seguridad, 73
    almacenamiento y manejo, 74
    composición física, 74
    composición química, 74
    datos de reacción, 74
    fuego y peligros de explosión,
    74
    guantes protectores, 75
    incompatibilidad, 74

peligros para la salud, 75
protección personal, 74
protección para los ojos y
objetos, 75
respiratorio, 75
ventilación, 75
debilitamiento y pérdida de pelo,
50
debridamiento, 63
dermatitis por contacto, 73
dermatitis, 19, 48, 72, 82
deshidratación de la piel, 44
desodorante, 54
desodorizante, 26
después del afeitado, 22
destilación, 8, 86
diabetes, 62
gangrena como resultado de
crecimiento, 3
dientes, problemas de los. *Ver*
también gingivitis
en hmanos, 17
en perros y gatos, 37
diphtheria, 69
difusor, 26, 52
dolor de dientes, 17
dolor de garganta, 3, 18
dolores musculares, 25
dolores, 25, 40
drogas sintéticas, 4
ducha, 27, 28, 53, 58

E

E. coli (Escherichia coli), 67, 68
eczema, 19, 62, 72
encerado, 49
encías retiradas, 17, 42
encías sangrantes, 51, 54

Enfermedad de los Legionarios,
55, 68
enfermedad periodontal
en animales, 37
en humanos, 17
enfisema, 18
enjuague bucal, 54, 71
erupción cutánea, 20, 26, 83
erupciones de la piel, 40
torceduras, 25
Estándares australianos, 6, 10,
11, 70. *Ver también* ISO
estándares internacionales
Estudio de Peña, 57. *Ver también*
infecciones por levaduras
Estudio de Penfold, 2
Aceite del árbol de té como
antiséptico, 2
estudios en animales, 64
pérdida de pelo, 64
eucaliptus, 5, 87

F

FDA, 11
reconocimiento del aceite del
árbol de té, 67
ferúncolos, 82
estudio del aceite del árbol de
té en contra, 58
tratamiento para, 19
fórmulas, 58
fungicida, xxii, 52, 87

G

gangrena, 3
garganta adolorida, 43
garrapatas, 20, 35, 82
gatos
condiciones de la piel, 32-33

pulgas, 32, 35
tiña, 32-33, 34
gingivitis, 3, 17, 54, 82
grado estándar, xxii-xxiii
grado farmacéutico, xxii-xxiii
grado industrial, xxii

H

halitosis, 39, 54
hemorroides, 27, 54, 82
heridas cortantes
  en animales, 35
Heridas, 22, 35
  limpieza, 40
  vendajes, 3
hiedra venenosa, 83
  tratamiento de, 20
higiene dental, 51
  enjuague bucal, 17
  pasta dental, 17
  sangrado de las encías, 17
higiene oral, 3
historia, 1
  Ver también Segunda Guerra
  Mundial
hongos de las uñas, 47, 49
  estudio de, 63
  preparaciones tópicas para
  aceite del árbol de té vs.
  clotrimazole, 63
humidificador
  aceite del árbol de té en, 15

I

indicaciones, 87
Infecciones por levaduras, 28,
  53, 57
infecciones
  llenas con pus, 3

ingestión, 28, 71
ISO Standard Internacional, 11
  Ver también Certificado de
  análisis standard
  australiano certificado de
  análisis, 12
  especificaciones para, 11
jabón germicida, 55
jabones, 53

K

Kanuka, 11
kilogramo, 88

L

La Ruta Natural (*The Natural
  Path*), 33
Legionella pneumophila, 68
lesiones de herpes, 27
Levaduras, 81
limpieza vaginal, 27, 40
linimento, 36
lozenges, 71
llagas, 16, 62
Cándida albicans, 77
  estudio del aceite del árbol de
  té en contra de, 59, 68

M

magulladuras, 25, 39
mal aliento, 39
Manuka, 11
masaje
  con aceite del árbol de té, 52
máscaras faciales, 52
Melaleuca alternifolia, 11, 85
Melasol, 59
métodos de uso. *Ver*

humidificador:
baños: cremas y lociones
aceite puro, 15
con aceite presionado al frío,
15
metronidazole, 60
mezcla de aceite, 10
mililitro, 88
miscible, 57, 83
moho, xxii
monilia
en garganta, boca, 62
salpullidos de la piel, 62
músculos adoloridos, 25
en perros y gatos, 36

N

nasal
bloqueo, 16
ulceras, 17, 83
naturópata, 55
Nicotinia glutinosa, 68

O

oídos, dolores de, 17
en niños, 26
ojos orzuelos, 17
onycomicosis, 63

P

pañalitis, 26
pasta dental, 54, 71
peligros del fuego y explosiones,
74
pelo y cuero cabelludo, 24
caspa, 24
pelo seco, 24
piojos de la cabeza, 24

picazón de la cabeza, 24, 40
pelo grasoso, 24
pelo debilitado, 24
perionychia, 3, 23, 83
peróxido de benzoil
estudio del aceite del árbol de
té vs., 60
perros
condiciones de la piel, 32, 33
pulgas, 32, 35
pesos y medidas, 88
pezones dolorosos
tratamiento de, 21
picadas de insectos, 44
en bebés, 26
picadas de mosquitos, 44, 62
picadas
animal, 22
insecto, 20, 26
pies, problemas de los, 23, 58
atleta, 47, 48, 58
callos, 23
callosidades, 23
estudio del aceite del árbol de
té en, 58
olor, 23
pie de atleta, 23
piel, problemas de la, 33
acné, 19
aguijones, picaduras, 20, 21
cortaduras por coral, 21
dermatitis, 19
eczema, 19
salpullidos, 20
estudio del aceite del árbol de
té en contra de, 61
furúnculo, 19
hiedra venenosa, 20
tiña, 20
piel dañada, 47
piel seca, 48

piel sensitiva, 28, 41
psoriasis, 20
pezones dolorosos, 21
quemaduras, 19
quemaduras por el sol, 21
sanguijuelas, garrapatas, 20
úlceras en las piernas, 20
urticaria, 19
verrugas plantares, 21
pininos, 2, 86
piojos de la cabeza, 24, 51
piojos, prevención de la
    propagación,
        24
    tratamiento para, 24
Pityrosporum ovale, 50
placa, 17, 43, 51, 54
plantaciones, 8
pneumococcus, 69
precauciones, 28, 87
    alcohol y aceites esenciales,
        29
    piel del bebé, 28
    niños, 28
    ojos, 28
    ingestión, 28
    test del parche, 28
    preñez, 28
    áreas sensitivas, piel, 28
preservativos
    aceite del árbol de té vs., 69
producción, 9
    hectárea, 9
    producción de los árboles por
        semillas, 9
    tonelaje, 9
propiedades, xxii
protectores solares, 55
Protex, 55
prurito, 61, 83

Psedumonas aeruginosa, 67, 69
psoriasis, 20, 83
pulgas, 32, 35
    aceite del árbol de té en
        champús para mascotas, 35
    prevención de, 32
    tratamiento de problemas de
        la piel, 35
pulmones
    enfisema, 18
pus, 58
pústulas
    infectadas, 62
piorrea, 3, 54

Q

quemaduras por el afeitado, 53
quemaduras por el sol, 21, 41
quiroprácticos, 55
quistes ováricos, 27

R

repelente de insectos, 36
resecamientos por frío, 16, 42,
    48, 71, 82
resfriados, 40
    en bebés, 25
    resfriados de cabeza, 18
    tos, 18
roble venenoso
    tratamiento de, 20, 83

S

sarcoide, 44
sarna, 34, 83
Segunda Guerra Mundial, 4
semilleros
    crecimiento de árboles a

partir de, 9, 85

senos
bloqueo, 16

SIDA, 42, 43, 70

sinusitis, 83

sistemas de aire acondicionado, xxii, 68

Staphylococcus aureus, 66, 67
estudio del aceite del árbol de té en contra de, 66

supositorio, 53, 60

T

tampones, 28, 44

terpenos, 3

terpinen-4-ol, 6

terpinene, 3, 87

terpineol, 3, 87

test de parche, 29

test geriátrico, 62
condiciones de la piel, 62
pacientes diabéticos, 62

tiña, 3, 20
barbae, 62
cruris, 62
pedis, 62
tratamiento con cajuput y aceite de almendra negra, 32
en animales, 32, 34

Tisserand, Robert
aromaterapia, 52

Ti-Tree, 11

tos, 18

toxicidad, 48, 70-71, 75
aceite del árbol de té aplicado

tópicamente en perros y gatos, 73
aplicación, 72, 73
en animales, 73
ingestión por uno de 17 meses de edad, 71
ingestión por uno de 23 meses de edad, 72
reacción alérgica en la piel y contenido alcohólico, 73

tratamiento para quemaduras, 19
salvia de quemaduras, 19

tratamientos del pelo en niños, 50-51

trichoplyton spp, 50

Úlcera tropical, 21, 84

uñas
infección de la base de la uña, 3, 23, 49
manchas, 49

urticaria, 19

V

vaginitis tricomonial, 57

vaginosis bacteriana, 69

vaporizador, 16
aceite del árbol de té en, 25, 52

varicela, 41

verrugas plantares, 21, 23, 84

verrugas, 21, 43, 84
en animales, 33

viridfloreno, 5

virus del mosaico del tabaco
estudio del aceite del árbol de té en contra de, 68

Other Titles from Lotus Press

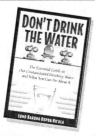

Don't Drink the Water:
The Essentail Guide to Our Contaminated Drinking Water and What You Can Do About It

Lono Kahuna Kupua Ho'ala

Additional copies of *Don't Drink the Water* are available through Lotus Press.

Trade Paper ISBN 0-962888-29-X 112 pp $11.95

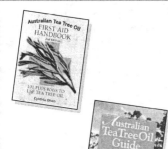

The Authoritative Tea Tree Oil Reference Books
Cynthia Olsen

Author/researcher Cynthia Olsen presents the most comprehensive books on this ancient remedy. The *Australian Tea Tree Oil First Aid Handbook* describes 101 ways to use tea tree oil (*Melaleuca alternifolia*) from head to toe—a must for users of this "first aid kit in a bottle." The new *Australian Tea Tree Oil Guide* contains updated information which includes production, quality control, research and a practitioners section.

Australian Tea Tree Oil First Aid Handbook, 2nd Edition
Trade Paper ISBN 1-890941-02-6 96 pp $6.95

Australian Tea Tree Oil Guide, 3rd Edition
Trade Paper ISBN 1-890941-01-8 140 pp $9.95

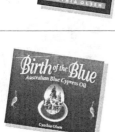

Birth of the Blue: Australian Blue Cypress Oil
Cynthia Olsen

A new, magnificent, aqua colored essential oil from the Northern Territory of Australia. Selected as the "Essence of the Sydney 2000 Summer Olympics." Blue Cypress Oil's woody fragrance has soothing and moisturizing skin benefits.

Trade Paper ISBN 1-890941-04-2 88 pp $7.95

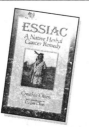

Essiac: A Native Herbal Cancer Remedy, 2nd Edition
Cynthia Olsen

The remarkable story of Canadian nurse Rene Caisse and her herbal anti-cancer formula.

Winner of the Small Press Book Award

Trade Paper ISBN 1-890941-00-X 144 pp $12.50

Available at bookstores and natural food stores nationwide or order your copy directly by sending the cost of the book(s) plus $2.50 shipping/handling ($.75 s/h for each additional copy ordered at the same time) to:

Lotus Press, PO Box 325, Dept. STTG, Twin Lakes, WI 53181 USA

toll free order line: 800 824 6396   office phone: 262 889 8561   office fax: 262 889 2461
email: lotuspress@lotuspress.com   web site: www.lotuspress.com

Lotus Press is the publisher of a wide range of books and software in the field of alternative health, including Ayurveda, Chinese medicine, herbology, aromatherapy, Reiki and energetic healing modalities. Request our free book catalog.

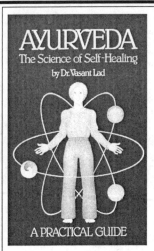
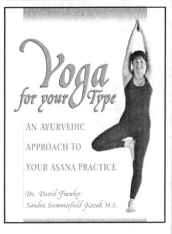

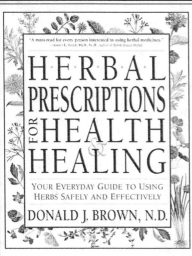
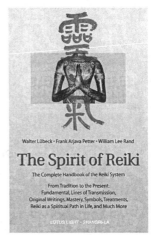

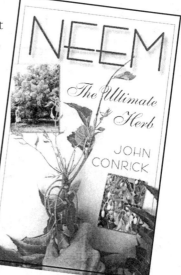